居家康复指导丛书

脊髓损伤居家康复指导

丛书主编 燕铁斌
主　　编 陆　晓
副 主 编 陈和木　何晓阔　范亚蓓

电子工业出版社
Publishing House of Electronics Industry
北京·BEIJING

未经许可，不得以任何方式复制或抄袭本书之部分或全部内容。
版权所有，侵权必究。

图书在版编目（CIP）数据

脊髓损伤居家康复指导/陆晓主编．—北京：电子工业出版社，2020.1
（居家康复指导丛书）
ISBN 978-7-121-37738-9

Ⅰ．①脊⋯　Ⅱ．①陆⋯　Ⅲ．①脊髓损伤–康复训练　Ⅳ．① R744.09

中国版本图书馆 CIP 数据核字 (2019) 第 240151 号

责任编辑：汪信武
印　　刷：北京东方宝隆印刷有限公司
装　　订：北京东方宝隆印刷有限公司
出版发行：电子工业出版社
　　　　　北京市海淀区万寿路 173 信箱　　邮编：100036
开　　本：720×1000　1/16　　印张：10　　字数：161 千字
版　　次：2020 年 1 月第 1 版
印　　次：2020 年 1 月第 1 次印刷
定　　价：78.00 元

凡所购买电子工业出版社图书有缺损问题，请向购买书店调换。若书店售缺，请与本社发行部联系，联系及邮购电话：（010）88254888，88258888。

质量投诉请发邮件至 zlts@phei.com.cn，盗版侵权举报请发邮件到 dbqq@phei.com.cn。

本书咨询联系方式：QQ 20236367。

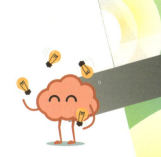

居家康复指导丛书

《脊髓损伤居家康复指导》编委会名单

主　编　陆　晓
副主编　陈和木　何晓阔　范亚蓓
编　者　（按姓氏笔画排序）
　　　　万　里（江苏省人民医院）
　　　　刘　萍（江苏省人民医院）
　　　　吴　伟（中山大学孙逸仙纪念医院）
　　　　何晓阔（厦门市第五医院）
　　　　余滨宾（江苏省人民医院）
　　　　陆　晓（江苏省人民医院）
　　　　陈和木（安徽医科大学第一附属医院）
　　　　范亚蓓（江苏省人民医院）
　　　　茅　矛（江苏省人民医院）
　　　　周　莉（江苏省人民医院）
　　　　姜　艳（江苏省人民医院）
　　　　曹　蓉（江苏省人民医院）
　　　　梁立超（淄博市中心医院）
绘　图　卢忠仁

总　序

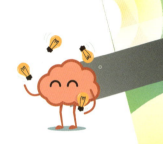

现代康复医学起源于20世纪40—50年代，那时的世界正处于动荡期，战争及其随后暴发的各类疾病给人类带来了巨大的伤害！即使医务人员全力救治，也只能留住患者的生命，大量生存者遗留了各种身心方面的功能障碍，严重影响了病、伤、残者的生活自理能力及其正常回归家庭和社会。因此，医疗先驱们在救治病伤员的同时，开始关注救治对象的功能恢复和改善，并积极尝试采用不同的治疗方法，以期最大限度地帮助患者正常回归家庭和社会。为此，催生了一门新的临床医学学科——康复医学（rehabilitation medicine）。

进入21世纪以来，随着全球经济的发展，国际康复医学进入了发展的"快车道"，与临床各学科相互渗透、融合，涉及几乎所有疾病的全过程，从发病早期就介入的重症康复，到疾病恢复期的社区康复和居家康复，以及生命终结期的康复（国内称之为"临终关怀"），可谓是全生命周期的覆盖了。

对比西医，中医康复的理念历史悠久。早在2000多年前的《黄帝内经》中就提出了今天神经康复领域中推崇的"阴阳平衡"理念；而《吕氏春秋》中提到的"流水不腐，户枢不蠹"的动静结合观点，更是对今天"生命在于运动"的完美诠释。但从理念和体系上与西方医学模式比较一致的现代康复，则起源于20世纪80年代中期。其里程碑标志是当时的卫生部要求在全国高等医学院校的临床医学专业中开设康复医学课程，普及现代康复医学知识。彼时，各类《康复医学》教材及书籍成为普及现代康复医学的最好载体。

进入21世纪后，特别是"十三五"以来，随着国内经济的发展、全民医疗的实现，以及慢性病、老年人口的增加，康复对象不断增多，康复市场不断拓展。而党和各级政府对康复的重视，进一步推动了国内康复的全面提速发展。此外，分级诊疗模式下的医院－社区－居家康复一体化的出现，使得康复理念已经开始从医院延伸到社区、家庭。患者及其家属越来越不满足传统的院内康复,渴望能了解康复、参与康复。因此,迫切需要一些能指导病、伤、残后康复的专业知识科普化的书籍。

为了适应当前急需了解康复知识的市场需求,在电子工业出版社有限公司的大力支持下,我们组织了国内一批从事临床康复的专家,编写了这套"居家康复指导丛书"。本套丛书的编写宗旨一是普及康复理念,让患者及其家属能比较容易地找到适合自己病情的康复方法;二是介绍一些常用的可以在社区及家庭开展的适宜康复技术,方便患者及其家属在社区和家庭开展自我康复。

本套丛书在内容编排上力求文字简洁,通俗易懂。为了方便家庭使用,每本书还尽可能配了一些简单易学的图;同时,采取的是一本书针对一种(类)疾病的居家康复,希望每一本书都能成为一个独立的家庭康复医生。

将专业人员容易理解的枯涩的专业知识转化为普通群众(病患者及其家属)易于理解,且在家中可以为其提供指导的科普康复书籍,并非容易之举,远较编写学术专著更难。本套丛书从选题到定稿历时2年,后续还将根据临床需要推出新的分册。丛书的读者对象主要为病、伤、残者及其家属,同时也可以作为社区医务人员了解康复的入门读物。

虽然各分册主编及全体参编专家竭尽所能用通俗易懂的语言来介绍专业知识及技术,但仍恐遗留不足,尚祈读者阅读时不吝赐教,以便再版时修订。

最后,感谢参加本套丛书编写的全体专家及工作人员为本套丛书的顺利出版所付出的辛勤劳动。

谨以此为序!

中山大学孙逸仙纪念医院

2019 年 5 月

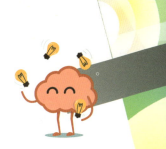

前　言

脊髓损伤是一种严重的致残或致死性疾病，患者常伴有呼吸、泌尿、血液等多系统的受累。统计显示，全球范围内，脊髓损伤的患病率高达236/100万~4200/100万，我国的患病率为每年10.4/100万~83.0/100万。由于医疗技术和康复治疗的发展，脊髓损伤患者的死亡率正逐步下降，从20世纪初的50%左右，下降至目前的5%，因此，大量的脊髓损伤患者需要得到康复的支持。

脊髓损伤的康复疗效已经获得普遍认可，患者通过有效的康复治疗可以重新获得生活自理的能力，并且重新掌握一定的职业技能。我国已有一定数量的脊髓损伤患者成功地回归了社会，不仅能完全独立生活，还拥有自己的事业和高质量的生活水平。但随着脊髓损伤患者重返社会的比例大幅度提升，仍有大量的社区工作者和患者迫切需要掌握一些针对脊髓损伤方面实用、有效的居家康复技术和指导方法，以继续脊髓损伤后的康复治疗。

本书编写团队由全国各地的十余位康复临床专家组成，包括了医生、治疗师和护师。全书共六章，涵盖了脊柱脊髓的基本知识、脊髓损伤的评定、基本的康复治疗和护理技术、常见康复问题的处理、家居环境的改造、随访及紧急情况处理等。本书主要采用问答的方式进行编写，核心部分均配以真实图片，更有利于广大读者理解和掌握。

书中漫画图片均由卢忠仁老师绘制，在此表示衷心的感谢。作为一本脊髓损伤居家康复的书籍，我们已努力让其更全面、精准，但由于水平、时间等因素，书中还可能出现一些不足和不当之处。欢迎广大读者提出批评和指导意见，以便我们将在今后的编写工作中不断完善、改进。

2019 年 8 月

目 录

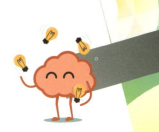

1 第一章 脊柱脊髓的基本知识

第一节 脊柱的基本知识 …………………… 2
　一、脊柱由哪些骨组成 …………………… 2
　二、老年人驼背变矮与椎骨有何关系 …………… 3
　三、脊柱上长"骨刺"是怎么回事 ……………… 3
　四、椎弓的解剖与脊髓神经损伤的关系 ………… 3
　五、椎管是不是就像水管一样 …………………… 5
　六、为什么颈椎病患者容易发生脊髓损伤 ……… 5
　七、"三柱学说"的临床价值 ……………………… 6
　八、脊柱周围的韧带有什么功能 ………………… 6
　九、椎间盘有何功能 ……………………………… 7
　十、与脊柱相关的肌肉有哪些 …………………… 8
　十一、与体位有关的生理解剖知识 ……………… 9

第二节 脊髓的基本知识 ………………… 10
　一、脊髓的位置和外部形态 ……………………… 10
　二、脊髓的活动空间 ……………………………… 11
　三、脊髓的内部结构 ……………………………… 11
　四、何谓"本体感觉" ……………………………… 12
　五、脊髓损伤患者的皮肤感觉障碍是如何产生的 … 13
　六、锥体系与锥体外系的区别 …………………… 13
　七、脊髓缺血性坏死是怎么回事 ………………… 14
　八、"硬脊膜受压"是什么情况 …………………… 15
　九、脊神经和脊髓是不是一回事 ………………… 16

十、脊髓损伤后为何会出现自主神经系统功能障碍 …………………………………………………… 17

2 第二章 脊髓损伤居家康复
第一节 脊髓损伤平面及程度的判定 …………… 19
一、脊髓损伤后导致的功能障碍程度如何判断 … 19
二、脊髓休克是什么意思 ………………………… 20
三、脊髓损伤的分类 ……………………………… 20
四、什么是脊髓损伤平面 ………………………… 21
第二节 脊髓损伤现场注意事项 ………………… 23
一、脊髓损伤后急救处理的重要意义 …………… 24
二、院前急救的重要性 …………………………… 24
三、损伤后的处理 ………………………………… 25
四、转运过程中的注意事项 ……………………… 26
第三节 脊髓损伤患者到达医院后的处理 ……… 26
一、到达医院后的常规诊疗流程是什么 ………… 26
二、脊髓损伤后什么情况下采取手术治疗 ……… 27
三、保守治疗的常用药物有哪些 ………………… 27
第四节 脊髓损伤的预后判断 …………………… 28

3 第三章 脊髓损伤居家康复训练
第一节 正确的体位摆放 ………………………… 31
一、脊髓损伤患者卧床期为什么要正确的体位摆放 ……………………………………………………… 31
二、脊髓损伤患者仰卧位时的体位摆放 ………… 31
三、脊髓损伤患者侧卧位时的体位摆放 ………… 32
第二节 关节活动度的保持 ……………………… 33
一、肢体被动活动技术 …………………………… 33

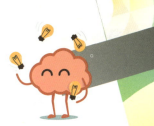

　　二、自我牵伸技术 …………………………………… 39

第三节　居家环境下的转移 ………………………… 41

　　一、截瘫患者如何床上自我翻身 …………………… 41

　　二、四肢瘫患者如何床上自我翻身 ………………… 44

　　三、脊髓损伤患者如何在床上移动位置 …………… 45

　　四、脊髓损伤患者如何从卧位坐起来 ……………… 46

　　五、截瘫患者如何独立实现轮椅—床转移 ………… 48

　　六、四肢瘫患者如何独立实现床—轮椅转移 ……… 50

　　七、脊髓损伤患者如何独立实现轮椅—坐便器转移
　　　　……………………………………………………… 50

　　八、脊髓损伤患者如何实现地面—轮椅转移 ……… 50

第四节　轮椅选择及轮椅操控 ……………………… 52

　　一、脊髓损伤患者居家用手动轮椅的构造 ………… 52

　　二、脊髓损伤患者怎样选择合适的轮椅 …………… 54

　　三、选择轮椅的注意事项 …………………………… 56

　　四、轮椅训练的意义 ………………………………… 56

第五节　支具的选择及步行训练 …………………… 61

　　一、步行训练前的相关训练 ………………………… 61

　　二、助行器的使用 …………………………………… 63

　　三、拄拐步行训练包括哪些内容 …………………… 64

　　四、截瘫患者如何使用双拐从卧位至站立位 ……… 69

　　五、不完全性脊髓损伤患者如何独立步行训练 …… 70

　　六、步行训练的注意事项 …………………………… 70

第六节　脊髓损伤患者的居家呼吸训练 …………… 70

　　一、脊髓损伤患者怎样进行居家呼吸训练 ………… 71

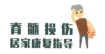

　　二、呼吸训练的注意事项有哪些 ………………… 79

4 第四章　脊髓损伤并发症的居家护理

第一节　脊髓损伤患者皮肤居家护理 ………… 81
　　一、压疮的分期 …………………………………… 81
　　二、如何预防压疮 ………………………………… 84
　　三、对已经发生压疮的居家患者怎样进行皮肤护理
　　　　………………………………………………… 88
　　四、常用的清创方法有哪些 ……………………… 89
　　五、水疱如何处理 ………………………………… 90
　　六、感染类伤口如何处理 ………………………… 90
　　七、伤口潜行与窦道如何处理 …………………… 90
　　八、伤口肉芽水肿如何处理 ……………………… 90
　　九、伤口渗液较多如何处理 ……………………… 90
　　十、伤口换药的频率和使用的敷料 ……………… 91

第二节　脊髓损伤后痉挛的居家管理 ………… 92
　　一、什么是脊髓损伤后痉挛 ……………………… 92
　　二、痉挛产生的影响 ……………………………… 92
　　三、痉挛有哪些诱发和加重因素 ………………… 93
　　四、脊髓损伤常见的痉挛肌群 …………………… 93
　　五、痉挛的居家治疗 ……………………………… 96
　　六、痉挛的医院治疗 ……………………………… 96

第三节　静脉血栓的预防 ………………………… 98
　　一、什么是静脉血栓 ……………………………… 98
　　二、脊髓损伤后为什么会形成静脉血栓 ………… 99
　　三、静脉血栓有哪些危害 ………………………… 100
　　四、腿肿就是静脉血栓形成吗 …………………… 100

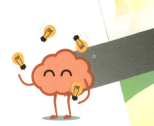

　　五、静脉血栓形成的居家判断 …………………… 101
　　六、怀疑自己患了静脉血栓，去医院需要做哪些
　　　　检查 ……………………………………………… 102
　　七、预防静脉血栓形成的药物 …………………… 103
　　八、静脉血栓形成的居家预防 …………………… 104
第四节　脊髓损伤后疼痛的处理 ……………………… 108
　　一、肌肉骨骼性疼痛 ……………………………… 109
　　二、内脏性疼痛 …………………………………… 111
　　三、神经病理性疼痛 ……………………………… 111
　　四、脊髓损伤后疼痛的治疗还有哪些方法 ……… 112
　　五、记录脊髓损伤后疼痛改善的程度（疼痛的评估）
　　　　……………………………………………………… 113
第五节　脊髓损伤患者的血压管理 …………………… 114
　　一、脊髓损伤后持续低血压该怎么办 …………… 114
　　二、脊髓损伤患者血压突然增高该怎么办 ……… 115
　　三、脊髓损伤患者为何会出现直立性低血压 …… 116
第六节　膀胱功能障碍 ………………………………… 118
　　一、脊髓损伤平面不同，其膀胱功能障碍表现也
　　　　不同 ……………………………………………… 118
　　二、自主神经功能障碍有哪些 …………………… 119
　　三、间歇性导尿的优点、禁忌证和注意事项 …… 119
　　四、膀胱功能障碍患者的居家护理 ……………… 121
第七节　神经源性肠道 ………………………………… 122
　　一、自己如何去评定神经源性肠道 ……………… 122
　　二、神经源性肠道患者的居家护理 ……………… 123

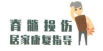

  三、排便困难的因素有哪些 ………………………… 126
  四、大便失禁的因素有哪些 ………………………… 126
  五、上运动神经源性肠道患者如何护理 ………… 127
  六、下运动神经源性肠道患者如何护理 ………… 127
 第八节 脊髓损伤患者的性功能与生育问题 128
  一、脊髓损伤对男性性功能的影响 ……………… 128
  二、脊髓损伤对男性生育问题的影响 …………… 130
  三、脊髓损伤对女性性功能的影响 ……………… 131
  四、脊髓损伤对女性生育问题的影响 …………… 131
  五、脊髓损伤患者在性行为中的注意事项 ……… 133

第五章 居家的环境改造

  一、小区出入口 ……………………………………… 135
  二、斜坡 ……………………………………………… 135
  三、楼梯 ……………………………………………… 136
  四、走廊 ……………………………………………… 136
  五、厕所 ……………………………………………… 136
  六、浴室 ……………………………………………… 136
  七、卧室 ……………………………………………… 137
  八、厨房 ……………………………………………… 137
  九、电器 ……………………………………………… 137
  十、地面与其他 ……………………………………… 138

第六章 随访及紧急情况的处理

  一、随访 ……………………………………………… 139
  二、紧急情况的处理 ………………………………… 140

第一章　脊柱脊髓的基本知识

人类属于脊椎动物亚门，代表生物体自鱼类开始逐渐进化，从离开海洋到陆地爬行这一漫长过程的最后阶段。人类的运动系统是以脊柱为中心发展的，这源于我们所认识的以总鳍鱼类为雏形的进化过程。总鳍鱼类是一种介于鱼类和爬行类动物的动物，有四肢和尾部，其雏形所留存的器官至今仍然出现在人类中，只是有些已有演变，变化特别明显的地方是"尾部消失和体位直立"。从原始人到现代人，从四足行走进化为双足站立，脊柱的形态变化是显而易见的，但并非单纯的外观直立。脊柱内在的生理曲线随着站立、行走和日常生活等需要始终在不断地变化适应（如腰椎：在出生后几天，呈前凹状；出生后5个月，仍然稍微呈前凹状；直到出生后13个月左右，变得笔直；3岁时，前凸开始形成；8岁时，前凸已非常明显；10岁时，趋近于成人的形态）。作为人体的垂直中轴，脊柱从力学上必须满足刚性和可塑性之间的协调关系。虽然我们说脊柱是由不稳定的骨性结构——"椎体"叠加而成，但其特殊的解剖结构特点却可以实现这一力学要求。实际上，在躯干处于对称位置时，脊柱可以看作是船的桅杆，向上由寰椎借寰枕关节与头颅相连，向下由骶骨借骶髂关节立于骨盆之上。骶髂关节像一把"钥匙"将骶骨和两侧髂骨嵌合在一起，使作用在躯干上的力均匀地向双下肢传导，并与耻骨联合组成三联关节，有效地缓冲了下肢和地面接触时所产生的对脊柱的冲击和震荡。

脊柱的组成除了骨性结构外，还包含肌肉、筋膜和韧带等众多"张紧装置"，这些张紧装置被排列成如支柱和风帆一样，将其主体（轮船的船体和躯体的骨盆）与附着点连接起来，支柱上的两侧张力正常是对称的，因此桅杆（脊柱）垂直直立。当内外环境变化时，脊柱在脊髓反

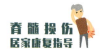

射和中枢神经系统指挥下，由肌肉等软组织组成的张紧装置会自动调整张力，不断恢复新的平衡，以适应各种活动。但是，任何不良因素造成的骨性结构破坏或软组织失衡无法恢复时，就会导致疾病的发生。如果累及脊髓，就会出现脊髓损伤等一系列复杂表现。

第一节　脊柱的基本知识

一、脊柱由哪些骨组成

脊柱由7块颈椎、12块胸椎、5块腰椎、5块骶椎及4块尾椎组成。其中，颈、胸、腰段脊柱为活动部，骶、尾段脊柱为不活动部。由于骶、

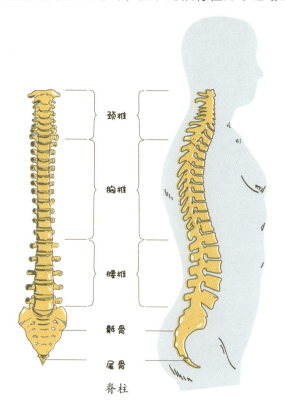

脊柱

第一章　脊柱脊髓的基本知识

尾椎各自融合为1块，所以，通常说脊柱由26块椎骨组成。它们共同构成人体的中轴，上端承载颅骨，下端连接骨盆，而胸廓则是由12块胸椎、12对肋骨和1块胸骨连接而成。

二、老年人驼背变矮与椎骨有何关系

典型的椎骨分为椎体和椎弓两部分，椎体是椎骨的主要承重部分，为适应生物力学平衡，自颈椎向下椎体形状逐渐变大。椎体由皮质骨组成外壳，其内为松质骨。35岁以后，由于骨量减少，椎体的强度随年龄增长而逐渐减弱。老年人特别是绝经后妇女，由于椎体骨密度明显降低，椎体承载能力大大降低，椎体塌陷，形成一个或多个椎体的压缩性骨折。X线片上，椎体一般会呈现前低后高的形状，由于这样的变化，人到老年往往就驼背变矮了。因此，我们提倡无障碍设施，在日常生活中反复提醒老年人，一定要小心行走，防止跌倒，以免发生椎体及其附件骨折。一旦发生，轻者疼痛难忍、卧床不起、生活不能自理（一般需要卧床休息3个月，骨折的椎体才能愈合），重者可导致脊髓损伤，终生瘫痪、大小便失禁。

三、脊柱上长"骨刺"是怎么回事

随着年龄增长，人体椎间盘发生退行性改变，椎体边缘可能会出现骨质增生（俗称骨刺），其实不是刺，只是从侧面X线片上看形状如"刺"。这种现象属于机体防御机制，类似发烧是人体抵抗外来致病菌感染的一种自我保护过程一样。只有当所谓的"骨刺"突入椎管或椎间孔后引起骨性通道狭窄，并在一定致病外因的条件下，才可能对脊髓或神经根产生压迫。

四、椎弓的解剖与脊髓神经损伤的关系

椎弓是弓形骨板，紧连椎体的缩窄部分，称椎弓根。椎弓根自椎体两侧向后突出，构成椎管的侧壁，其上下缘均有切迹，并与相邻切迹共

同组成椎间孔。由脊髓发出的脊神经根从椎间孔离开椎管分布到周围组织，常说的颈肩痛和腰腿痛发病根源往往就在此处。椎板是椎弓的后部，与椎弓根相续，相邻椎板之间有黄韧带相连，参与椎管内部组成。一旦黄韧带肥厚或钙化，会造成椎管的相对狭窄，这往往是脊髓损伤的内在发病因素。

椎弓有7个突起，即4个关节突、2个横突和1个棘突，关节突位于椎弓根和椎板相连处，分上下关节突，构成关节突关节。颈椎屈曲性损伤，关节突关节可发生半脱位、脱位甚至关节突跳跃，导致脊髓损伤。横突自椎弓根及椎板会合处向两侧伸出，有很多肌肉附着其上；另外，颈椎横突上有横突孔，内有椎动脉、椎静脉及其伴行的交感神经丛通过，椎动脉向上组成椎-基底动脉后发出分支供应脊髓的血供。棘突从两侧椎板会合处向后突出，也有很多肌肉附着，彼此间借棘间韧带和棘上韧带相连，对脊柱稳定性的维持起重要作用；常说的腰部酸痛、不能正常弯腰等症状，病变往往就发生在这个部位。

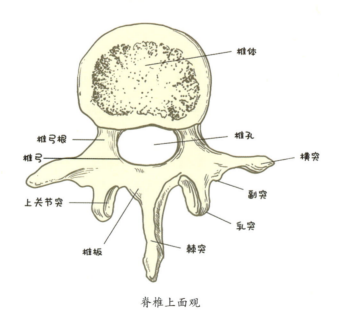

脊椎上面观

第一章 脊柱脊髓的基本知识

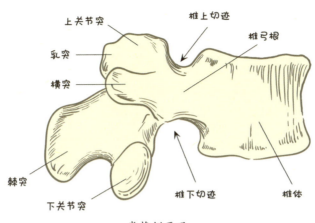

脊椎侧面观

五、椎管是不是就像水管一样

脊柱由椎体叠加而成，椎体后面的椎孔自上向下相互连通成为一自然管道，医学名曰"椎管"。椎管的组成：前壁为椎体、椎间盘及后纵韧带，后壁为椎板及黄韧带，侧壁为椎弓根，后外侧为关节突关节。与自来水管道不一样，人体椎管具有一定的弹性，其管径、横截面积和体积等随脊柱位置及不同的运动方向会发生变化。由此可见，椎管的活动不仅有骨性组分参与，软组织成分也参与其中，所以，任何骨性病变或软组织病变均可导致脊髓损伤。椎管又分为中央椎管及侧椎管，前者指硬膜囊占据的部位，后者是神经根通道。

椎管的内容主要是脊髓及其被膜，还有动脉、静脉及脂肪等疏松结缔组织，在腰段主要是马尾神经。医学上常用X线、计算机断层扫描（CT）和磁共振成像（MRI）等来检查椎管，这对了解脊柱损伤后脊髓及神经根受压情况有所帮助。

六、为什么颈椎病患者容易发生脊髓损伤

颈部脊髓的前后径和体积随着体位变化而变化，过伸位时，由于相邻的上下椎板靠近，具有弹性的黄韧带可增厚缩短原长的10%左右，同

时伴有椎间盘向后膨出；过屈位时，脊髓变细变长，紧靠椎体后缘。颈椎病是临床常见病和多发病，由于手机、电脑的广泛使用，颈椎病的年轻化趋势愈来愈明显。一般来讲，由于正常上位的寰椎、枢椎椎管空间相对较大，脊髓受压的可能性较小。但对于颈椎病患者，脊髓损伤往往好发于颈4和颈5或颈5和颈6的部位，这是由于存在力学、椎体退变增生及椎间盘膨出等潜在的颈椎管狭窄致病因素造成的，一旦过屈或过伸位损伤后，即使X线片上看不到明显的骨折、脱位，也可能会导致严重的脊髓损伤。

七、"三柱学说"的临床价值

脊柱的稳定性主要依靠椎间盘－椎体复合体。一般将圆柱形的脊柱分为前柱、中柱和后柱，前柱由前纵韧带、椎体前部和纤维环前部组成；中柱由后纵韧带、椎体后部和纤维环后部组成；后柱由椎体后弓复合体和后韧带复合体组成。根据圆柱被破坏的范围可对脊柱的不稳定进行分类。前柱损伤仅有椎体压缩性骨折，而关节突关节和后侧韧带完整是稳定的；双柱损伤常不稳定；三柱损伤则永远不稳定。单柱损伤无须固定；双柱损伤用椎弓根钢板较易固定，而三柱损伤常需经前、后路联合手术，否则难于固定。

八、脊柱周围的韧带有什么功能

脊柱周围的韧带：①前纵韧带，位于脊柱的前面，上起枕骨的咽结节和寰椎前结节，下至第1、2骶椎，借纤维束紧密附着于各椎体边缘，但与椎体连接疏松。它是人体中最长的韧带，宽而坚强。②后纵韧带，位于椎体的后面，上起枢椎，下达骶骨，最上部延展为覆膜。后纵韧带较前纵韧带薄弱而狭窄，宽窄不齐，不能完全遮盖椎体的后部和椎间盘。后纵韧带骨化症患者如果遭受外伤，极易导致脊髓压迫，要引起注意。③黄韧带，位于上下两个椎板之间，薄而宽，犹如屋瓦重叠，交互覆盖。其所含弹性纤维成分在人体所有韧带中最高，可达60%~80%。在生理范围内，黄韧带能保证脊柱的运动，其弹性在过大外力时能对能量进行吸收，起到

第一章 脊柱脊髓的基本知识

稳定脊柱和保护脊髓的作用;但反复慢性损伤及其修复反应可导致黄韧带肥厚甚至骨化,引起椎管狭窄,进而影响脊髓功能。④棘上韧带,附着在棘突上的坚强韧带,自第7颈椎棘突向上移行为项韧带。项韧带呈三角形,底部向上,附着于枕外隆凸和枕外嵴;尖向下,附着于寰椎后结节及第2~7颈椎棘突的尖部;后缘游离而肥厚。颈椎反复的屈伸和旋转活动,往往使项部肌肉出现劳损而加重项韧带的负担,造成项韧带钙化,加速椎间盘的退变进程,影响脊髓功能。⑤棘间韧带,位于相邻棘突间较深处,薄而无力。其浅层纤维由前上向后下,深层纤维由后上向前下,这种交叉附着结构可以防止腰椎屈曲时椎骨前移和腰椎伸直时椎骨后移,但本身也因易反复受到挤压和牵拉,过早劳损退化而发生病变。

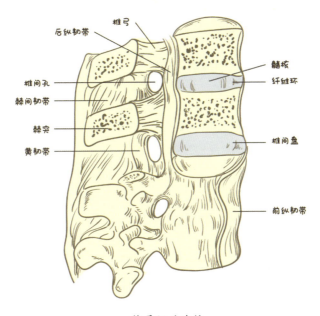

椎骨间的连接

九、椎间盘有何功能

成人椎间盘有23个,分布在第2颈椎至第1骶椎相邻两个椎体间。椎间盘的组成:①软骨终板,位于椎体的上下软骨面,髓核的上下界。它如同长骨末端的关节软骨，髓核相当于关节腔，而纤维环相当于关节囊，软骨终板从出生后经过发育，不断钙化和骨化，椎体也不断生长，到25岁左右，生长软骨已完全骨化，椎体生长也停止。此时椎间盘开始退变，椎体间可发生滑动，髓核向前后挤压前、后纵韧带，张应力使软骨终板与椎体分离而刺激新骨形成，由此产生牵拉骨赘，其形成机制与肢体关节骨关节炎相似。②纤维环，与脊柱前、后纵韧带和上下软骨板紧密相连，呈同心层排列，各层纤维相互重叠编织，彼此呈30°~60°夹角，这种特殊排列方式，使相邻椎体间可以有轻度活动，但当运动到一定限度时，纤维环紧张，又起到节制韧带的作用，管制旋转运动。③髓核，位于椎间盘的中央，是具有弹性的半液态胶状物，占椎间盘面积的一半左右。其内含有大量水分，但水分随年龄增长逐渐下降，出生时约为88%，18岁时减至80%，到77岁时只剩69%。

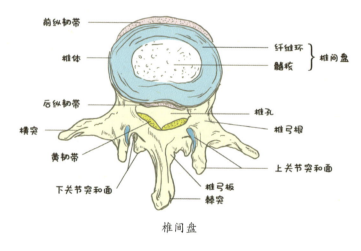

椎间盘

椎间盘是椎体间主要的连接与支持组织，也是脊柱运动和吸收震荡的主要结构，起弹性缓冲垫的作用，保护和控制脊柱的各种活动。

十、与脊柱相关的肌肉有哪些

脊椎骨是静力系统，而肌肉是动力部门。脊柱肌肉大体分为两大类：①直接作用于脊柱，浅层肌包括斜方肌、背阔肌、菱形肌和上、下后锯肌，

第一章　脊柱脊髓的基本知识

深层肌常指竖脊肌、夹肌、横突棘肌和脊柱两侧的短肌等，它们共同协调和稳定椎骨间运动。②间接作用于脊柱，包括胸肌及腹肌。

十一、与体位有关的生理解剖知识

体位或姿势是指人体的肌肉整体协同作用对抗重力或在肌肉不受力时受到支持所处的位置。日常生活中，我们不停地变化体位，除了要受神经肌肉系统的内在机制影响外，外界因素如支持面的大小、软硬和光滑度等均可加重或缓解脊柱疾病引起的症状，这在康复训练中尤其受到重视，甚至影响康复结局。

不同的外来刺激，包括来自皮肤、脂肪、筋膜、肌腱、肌肉、韧带等组织以及关节等骨性结构，它们传入的感觉信息经过脊髓初级中枢输送到高级中枢，整合后的指令再经传出运动神经到达相应的靶器官，形成各种姿势和运动。因此，任何环节的错误信息或传送中断，都会产生不良反应。

人体在正常直立时一般不需要消耗太多的肌力，但理想的直立姿势通常不能维持过久，随后要改为不对称站立，常不自主采用左、右腿交替支持。这种体位变换，一方面改善了动静脉血液循环，另一方面也减轻了对关节突关节的持久压力。因为上颈部的关节突关节内有丰富的末梢感受器，它的不良信号往往可引起体位及平衡协调上的知觉紊乱，所以正确的头颈关系对于体位至关重要。

康复训练和日常生活中，要求的正确姿势摆放：①直立位，使枕、背、臀和脚跟在一条直线上，两肩在同一水平上自然下垂，抬头、挺胸、两眼向前平视，腹部微内收，两脚稍稍分开约两拳距离，脚尖微向外斜，把全身重量落在两脚的脚跟和外缘上。②坐位，抬头，两眼正视前方，躯干挺直，两肩呈水平状，躯干与大腿垂直，两小腿与地面垂直，两足平放地面，使膝关节后面的肌肉、血管、神经不受压迫，坐时感到舒适而又不易产生疲劳的感觉。③卧位，仰卧、俯卧、侧卧均可，但无论哪种位置，都要求调整好枕头高度，10~12厘米高为好，床垫软硬度适宜，符合脊柱正常的生理曲度。

第二节　脊髓的基本知识

一、脊髓的位置和外部形态

脊髓位于椎管内,是大脑的延续部分。而由脊髓发出的神经犹如大脑这个"皇上"安排的"钦差大臣",遍布全身各处,执行着上级的指示。一旦脊髓出现问题,就会造成联络中断,出现失联,也就是医学上常说的"运动感觉反射功能障碍"。

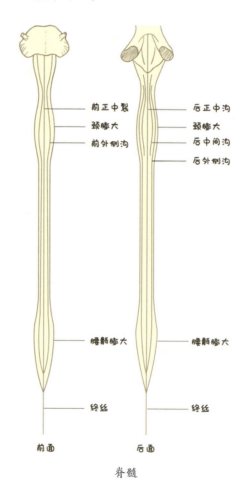

脊髓

第一章 脊柱脊髓的基本知识

脊髓有三个主要功能区,即颈膨大、胸段脊髓和腰骶膨大。在胚胎 3 个月以前,脊髓占据整个椎管,随后脊髓生长速度落后于椎管,脊髓逐渐上移。出生时,脊髓的末端对第 3 腰椎,至成年时相当于第 1 腰椎下端或第 2 腰椎上端。成人脊髓全长 40~45 厘米(男性平均 45 厘米,女性 42 厘米),其中颈段长约 10 厘米(23%),胸段长约 20 厘米(44%),腰段长约 15 厘米(33%)。由第 12 胸椎向下,脊髓渐细,成为脊髓圆锥,相当于骶 4 神经至尾神经发出处,即在发出支配的肢体神经以下。脊髓圆锥逐渐变细,移行为终丝,其中一部分走行于硬膜囊内,称为内终丝,向下到达硬脊膜下界,另一部分进入终丝鞘内,并在骶管中呈扇形分布,称为外终丝,将脊髓固定于尾椎上。脊神经根在椎管中的走行方向随节段不同而不同,上两对颈脊神经根向上外,其余向下外,越到下方斜度越大,起自腰骶膨大部的神经根纵行向下,围绕终丝成为马尾。

二、脊髓的活动空间

脊髓的横径及矢状径为椎管的 1/2 和 2/5,有相当大的活动余地,其与椎骨之间有蛛网膜下隙、硬脊膜下隙及硬膜外隙。

三、脊髓的内部结构

脊髓由灰质及白质构成,灰质居中,横切面呈"H"形,周围颜色较浅的称为白质。

脊髓的外形及大小在不同平面有所不同。首先,神经根传入纤维数目越多,脊髓灰质的体积就越大;传出纤维越多的部位,脊髓的体积也一定会增加。其次,所有纤维都与脑相联系,上段脊髓除了包含属于本节的纤维外,还含有下段脊髓的上、下行纤维。因此,解剖学上显示:①脊髓的上段所含纤维较多,体积较大,特别是白质相对较大。②由颈膨大、腰骶膨大发出的纤维分别构成臂丛、腰丛和骶丛,支配上、下肢肌肉。颈膨大和腰骶膨大的灰质前角含有众多运动细胞,显得特别大。胸髓仅发出 12 对胸神经,分布的区域较小,体积也显得较小。③胸髓、上腰髓和骶髓的灰质外侧柱分别含有丰富的交感和副交感神经节前纤维细胞，而其他部位无此类细胞，外侧柱不显或缺如。

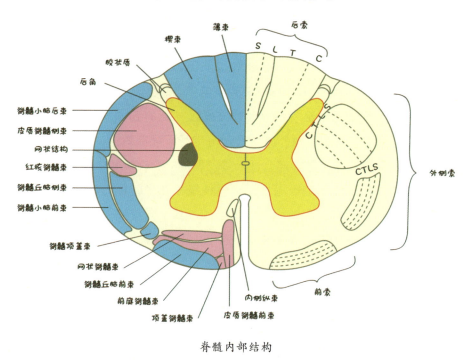

脊髓内部结构

四、何谓"本体感觉"

人体周围感受装置接受机体内外环境的各种刺激，并将其转变成神经冲动，沿着传入神经元传递到中枢神经系统的各个部位，最后到达大脑皮层高级中枢，产生感觉。

本体感觉是指肌肉、肌腱、关节等运动器官在不同状态（包括静止和运动）下产生的感觉，例如，闭眼时能感知身体各部位的位置等，又被称为深感觉（包括运动觉、位置觉和振动觉）。此外，该传导通路还传导皮肤的精细触觉，如辨别两点间的距离、感受物体性状和纹理粗细等。

对于脊髓后索损伤患者，睁眼时由于视觉代偿，尚能维持躯体的平衡；但闭眼时就不知身体所在的位置，因为起于肌腱关节的冲动不能经后索上传至大脑，反射性运动调节出现障碍，患者走起路来就不知深浅，摇摇晃晃的像喝醉酒一样，容易跌倒，形成感觉性运动失调。所以在康复治疗中，要强调本体感觉训练，重新建立平衡功能。

五、脊髓损伤患者的皮肤感觉障碍是如何产生的

外部感觉在皮肤有各种不同类型的感受器，包括游离的神经末梢、触觉、压觉与温度觉小体，都具有高度的特异性，如在皮肤、血管和许多内脏器官分布的 Meissner 小体，属于机械性感受器，只对触觉敏感。

脊髓中有独立的纤维束上传外周器官的触觉、痛觉和温度觉信息，经过复杂的传递后最终到达大脑皮质。一般来说，从比较低的位置传来的痛觉纤维表浅，紧靠在脊髓前外侧的软脊膜之下，而从相对高的位置传来的痛觉纤维位置较深，靠近腹侧。这样痛觉纤维在脊髓内的排列由浅入深依次为下肢、躯干、上肢及颈部，此分布特征对于临床诊断和判定疗效至关重要，居家康复的患者尤其要注意此感觉的变化，为治疗方案的选择和修正提供依据。

脊髓空洞症患者的病变首先发生在中央管周围，逐渐将附近的前后联合破坏，因此，受损平面的温度觉和痛觉消失，而触觉依然完好，形成所谓的感觉分离。此类患者容易发生灼伤。

六、锥体系与锥体外系的区别

身体运动主要受大脑运动皮质的控制，运动效应系统分为锥体系和锥体外系。

锥体外系起源于相对未分化的网状系统、脑干的中心部及基底神经节等部位，在低等动物如鸟类比较发达，大部分本能活动如运动、防御、求偶等靠此来整合。锥体外系在人类种系发生上比较古老，它发出的冲动经比较分散、传导缓慢的多神经通路下传到脊髓，终止于脊髓前角。

锥体系形成于哺乳动物。它起始于大脑皮质，由一条传导快速而分界清楚的皮质脊髓束到达脊髓对侧前角细胞。随着大脑皮质的发育和锥

体系的出现，锥体外系仍处于从属地位。锥体束负责控制随意活动及细致有意识的运动，但如果没有较原始的运动系统，则不能诱发动作，因此，锥体系完好的网状系统病变也可以产生完全的痉挛性四肢瘫痪。

归纳起来，锥体系的功能是控制骨骼肌的随意运动，锥体外系的功能是调整锥体系的活动和张力，以协调肌肉运动，维持姿势。临床上，任何原因使锥体系或锥体外系受损，均可导致瘫痪。

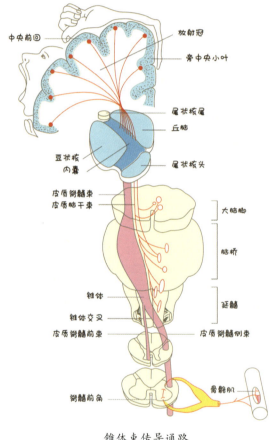

锥体束传导通路

七、脊髓缺血性坏死是怎么回事

神经组织同其他组织器官一样，需要不断供应氧和葡萄糖才能生存。

第一章　脊柱脊髓的基本知识

大脑仅占体重的2%，却要利用吸入氧的20%和心排出量的20%，心脏完全停止跳动后5分钟内神经元就开始死亡了。

虽然对于脊髓血供的研究意见不一致，但大致可归纳为：①脊髓的血供储备甚少，仅能满足其最低的代谢需求。②供应脊髓的中央穿动脉及软脊膜动脉属于终末动脉，各自供应某一特定部位，其分支虽有重叠，但其毛细血管床之间并无吻合。③在胸腰部手术如第1胸椎至第4胸椎及第1腰椎段结扎动脉，最容易出现血供障碍而导致瘫痪。

脊髓的血供分为七级，一级为主动脉，末级为脊髓内毛细血管网，中间级包括节段动脉、根动脉和营养动脉、脊髓动脉、脊髓后动脉、穿支以及脊髓内小动脉等。任何一级血供中断，都会引起脊髓缺血从而导致患者瘫痪。

临床上，颈椎半脱位和失稳患者，由于椎动脉反复受到压迫牵拉或交感神经受刺激发生痉挛，造成血流减慢；若上部颈椎的根动脉数量少，就更容易发生颈髓缺血。缺血严重到一定程度时，可引起锥体束缺血，出现感觉运动功能障碍。实验证明，结扎脊髓前动脉后数分钟，脊髓前2/3就会失去血供，病变平面以下的下运动神经元会突然出现弛缓性瘫痪伴大小便功能障碍。

另外，从解剖形态观察，胸段椎管近似圆形，以第4胸椎至第9胸椎椎管的前后径、横径最小，同时其最狭窄处也正是脊髓血供最差的部位，如外因致此处受损，最易发生截瘫。

八、"硬脊膜受压"是什么情况

脊髓被膜分为软脊膜、蛛网膜和硬脊膜。

软脊膜在最内层，紧贴脊髓的外面，并随其隆起或沟裂而覆被。

蛛网膜在软脊膜的外面，蛛网膜下隙位于其间，腰部最大，内含血管和脑脊液。腰椎穿刺术在第3~4腰椎或第4~5腰椎间进行，马尾神经根浮动于脑脊液内，此处穿刺很少伤及脊髓。

硬脊膜相对坚厚，位于蛛网膜外层，其两者间为潜在性硬膜下隙，无液体，犹如胸膜腔。硬脊膜与椎管骨膜之间为硬膜外隙，有脂肪、结缔组织、神经及动静脉丛等。

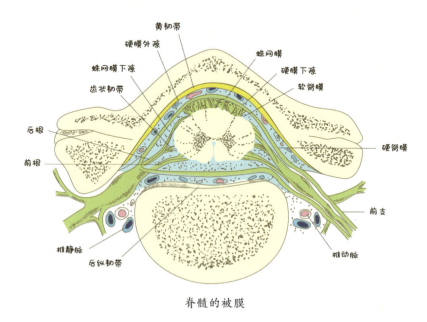

脊髓的被膜

硬脊膜外间隔附有齿状韧带，拴系脊髓飘浮于脑脊液之中，同时不影响脊髓随脊柱的屈伸运动。此外，硬膜外隙的脂肪组织又起到良好的衬垫作用，保证脊髓免受震荡。

九、脊神经和脊髓是不是一回事

脊神经是从脊髓发出的周围神经，每个脊神经有两根，前根（运动根）自灰质的前角细胞发出，后根（感觉根）依次在脊髓的后外侧进入脊髓。

典型的脊神经包含下列成分：①躯体传出纤维，起于脊髓灰质前角运动细胞，经前根入脊神经，支配骨骼肌。②躯体传入纤维，起于脊神经节的假单极细胞，其中枢突经后根入脊髓，周围突加入脊神经，传导皮肤、肌肉、关节及韧带的感觉。③内脏传出纤维，起于胸1至腰3脊髓节侧柱的细胞，经前根及白交通支，至相应的椎旁神经节，在此交换神经元；或只通过相应的椎旁神经节至其他椎旁神经节或椎前神经节交

第一章 脊柱脊髓的基本知识

换神经元,其自椎旁神经节发出的节后纤维,又经灰交通支至脊神经,随该神经及其分支分布于血管、腺体及平滑肌。由骶2~4髓节发出的副交感纤维经盆内脏神经至盆神经丛,再分布于盆腔各脏器及部分结肠,在脏器的壁内交换神经元。④内脏传入纤维,来自脊神经节内的假单极细胞,其周围突或随脊神经走行,或经白交通支,穿行交感干神经节,在节内不交换神经元,直接分布于内脏,其中枢突自脊神经后根入脊髓,可与躯体或内脏传出神经细胞形成反射弧。

每个脊神经的前后根在椎管内或其附近会合成脊神经,立即分为前、后支,这两支均含有运动纤维和感觉纤维,属于混合神经。前支支配躯体侧面、前面及肢体肌肉和皮肤,后支支配躯体背侧肌肉和皮肤。脊神经前支除胸1至胸12前支单独走行外,其余颈、腰、骶及尾神经前支均一再分支,互相结合,分别形成颈丛、臂丛、腰丛、骶丛及尾丛。

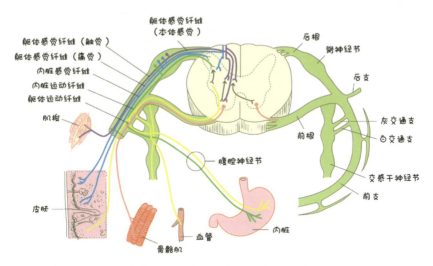

脊神经的组成、分支和分布示意图

十、脊髓损伤后为何会出现自主神经系统功能障碍

躯干和四肢关节的运动是受大脑中枢神经系统随意控制的,表现为骨骼肌纤维的伸长和缩短。骨骼肌是快动作肌,能对皮肤表面或眼、耳

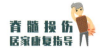

刺激迅速做出反应。

血管搏动、心跳、大小便和出汗等活动,又是受什么神经系统支配的呢?原来它们是受一个叫"自主神经系统"的网络来调控的,这个系统主要控制和调节动、植物共有的物质代谢活动,而不支配动物所特有的骨骼肌运动。脊髓损伤后常见的并发症如大小便失禁、多汗或无汗、头晕、胸闷、心律失常、高血压、低血压、性功能障碍等,均与此神经系统受损有关。自主神经系统根据传出轴突来源分为两部分:①副交感神经系统,来自脑干及脊髓骶段;②交感神经系统,来自脊髓胸腰段。因此,一旦脊髓损伤,就会出现自主神经系统功能障碍。

自主神经系统的效应器官,表现在平滑肌方面有血管、支气管、消化道壁(自食管下部至肛门内括约肌)、泌尿生殖器管壁及管道,以及虹膜、立毛肌等。自主神经系统的效应器官,表现在腺体方面:黏膜表面有唾液腺、泪腺、皮肤有汗腺、皮脂腺、体腔有肾上腺、胸腺、淋巴样腺、肝、脾及松果体等。针对这种分布特点,居家康复时患者和家属就需要经常注意自主神经系统可能发生的变化,以便及时就医诊治。

(陈和木)

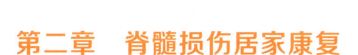

第二章 脊髓损伤居家康复

第一节 脊髓损伤平面及程度的判定

一、脊髓损伤后导致的功能障碍程度如何判断

评定脊髓损伤后的神经病理改变及功能障碍，确定损伤平面及程度，对确定患者康复目标有重要意义。

1992年，美国脊髓损伤学会（ASIA）首次制定了脊髓损伤神经功能分类标准。2000年，在临床应用基础上对此标准进行了修订，即目前国际上广泛应用的脊髓损伤分类标准（表2-1）。

表2-1 脊髓损伤分类标准

级别	程度	临床表现
A	完全损伤	鞍区（腰4~5）无任何感觉和运动功能保留
B	不完全损伤	神经平面以下（包括鞍区）无运动功能保留但有感觉，且身体任何一侧运动平面以下无3个节段以上的保留
C	不完全损伤	神经平面以下有运动功能保留，且单个神经损伤平面以下超过一半的关键肌肌力小于3级
D	不完全损伤	神经平面以下有运动功能保留，且单个神经损伤平面以下至少一半以上（包括一半）的关键肌肌力大于或等于3级
E	不完全损伤	感觉和运动功能均正常，且既往存在神经功能障碍可评（既往无神经功能障碍者不可评）

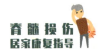

二、脊髓休克是什么意思

脊髓损伤后暂时出现的损伤平面以下的脊髓神经功能完全消失的现象称为脊髓休克。此时无法对损伤程度做出正确的评估。当出现球海绵体反射和肛门反射时,提示脊髓休克期已经结束,可以开始对损伤程度进行评估。

检查方法:戴手套后用食指插入肛门,另一手刺激龟头(女性刺激阴蒂),手指可以明显感觉到肛门外括约肌收缩即为阳性反应;或损伤平面以下出现感觉/运动或肌肉张力升高、痉挛。

确诊为脊髓损伤后,首先应判断是完全性脊髓损伤还是不完全性脊髓损伤。神经学的诊断标准:肛周有感觉存在、肛门括约肌有随意收缩或存在肛门深部压觉即为"鞍区保留",即不完全性脊髓损伤;若均不存在则为完全性脊髓损伤。

三、脊髓损伤的分类

1. 完全性脊髓损伤

完全性脊髓损伤是指患者在损伤平面以下可能保留部分感觉或运动功能,这些节段即为相应的感觉或运动功能部分保留带(ZPP)。

2. 不完全性脊髓损伤

不完全性脊髓损伤具有一些特殊表现,有以下几种常见的临床综合征:

(1)脊髓半切综合征:常见于刀伤或枪伤,脊髓只损伤半侧。由于痛温觉神经在脊髓发生交叉,表现在损伤平面以下同侧出现运动功能障碍及本体感觉丧失;运动功能障碍表现为肌张力增高、反射亢进及病理征阳性等上运动神经元损害特征,肌肉无明显萎缩。同时,对侧皮肤的痛温觉消失。

(2)脊髓中央损伤综合征:此类症状在颈髓损伤时多见。脊髓中央部分受损时,由于局部前角细胞损伤及其周围支配上肢的锥体束受损,而表现为上肢运动功能丧失,但下肢运动功能存在;或上肢运动功能丧失比下肢明显严重。损伤平面以下的感觉可以部分丧失,但不如运动障碍明显,骶部感觉未受损。

(3)脊髓前部损伤综合征:表示为脊髓前部的神经组织结构损伤,如皮质脊髓束(前束和侧束)、锥体外系的一些传导以及脊髓灰质前角的运动神经细胞等。脊髓前部损伤临床主要表现为损伤平面以下不同程度的运动和感觉障碍,而本体感觉存在。

(4)脊髓后部损伤综合征:脊髓后部多为传导各种感觉的神经细胞及传导束,如薄束和楔束等。脊髓后部损伤临床主要表现为损伤平面以下深感觉丧失,而运动和痛温觉存在。

(5)脊髓圆锥损伤综合征:正常人脊髓终止于第1腰椎椎体的下缘,因此,第1腰椎骨折可发生脊髓圆锥损伤,表现为会阴皮肤感觉缺失,呈鞍状分布,括约肌功能丧失致大小便失禁和性功能障碍,下肢感觉和运动功能仍保留。

(6)马尾综合征:马尾神经起自第2腰椎下缘。马尾神经损伤很少为完全性的,表现为损伤平面以下弛缓性瘫痪,有感觉及运动功能障碍,括约肌功能丧失,肌张力降低,腱反射消失,没有锥体束征。

(7)脊髓震荡:指暂时的、可逆的脊髓或马尾神经功能丧失,可见于单纯压缩性骨折,甚至放射线检查阴性的患者。一般认为此时脊髓并没有机械性压迫,也没有解剖结构的破坏。另一种假设认为脊髓功能丧失是由于短时间压力波所致,缓慢的恢复过程提示反应性脊髓水肿的消退。此型患者常见反射亢进但没有肌肉痉挛。

四、什么是脊髓损伤平面

脊髓损伤后,损伤平面以下脊髓的运动、感觉、反射及括约肌和自主神经功能受到不同程度的损害,这是由脊髓本身的神经生理结构的节段性特点决定的。该平面的确定对判断预后、选择康复治疗方法、制订护理方案有重要意义。损伤平面包括感觉平面和运动平面。

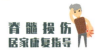

1. 感觉平面

感觉平面即脊髓损伤后保持正常感觉功能（痛、温、触压及本体感觉）的最低脊髓节段（皮节）。皮节分布应参照脊神经皮肤感觉节段分布。感觉平面依据对 ASIA 标准确定的 28 个关键点的体格检查来确定。脊髓损伤后，左、右侧感觉平面可有不同，感觉平面以下的皮肤感觉可减退或消失，也可有感觉异常。感觉评分：正常 2 分、异常 1 分、消失 0 分；包括痛觉、触觉。每一脊髓节段一侧正常共 4 分，正常感觉功能总评分为 224 分（表 2-2）。

表 2-2　感觉评分

平面	关键点	右侧评分	左侧评分
颈 2	枕骨粗隆外侧至少 1 厘米（耳后 3 厘米）		
颈 3	锁骨上窝（后方且中线上）		
颈 4	肩锁关节顶部		
颈 5	肘前窝的外侧（桡侧），肘横纹近端		
颈 6	拇指近节背侧皮肤		
颈 7	中指近节背侧皮肤		
颈 8	小指近节背侧皮肤		
胸 1	肘前窝的内侧（尺侧），肱骨内上髁近端		
胸 2	腋窝的顶点		
胸 3~11	第 3 肋间至第 11 肋间（锁骨中线）		
胸 12	腹股沟韧带中点（锁骨中线）		
腰 1	胸 12~腰 2 连线中点		
腰 2	大腿前内侧，胸 12 和股骨内侧髁连线中点处		
腰 3	膝上股骨内髁处		
腰 4	内踝		
腰 5	足背第 3 跖趾关节		
骶 1	足跟外侧		

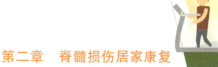

第二章 脊髓损伤居家康复

续表

平面	关键点	右侧评分	左侧评分
骶2	腘窝中点		
骶3	坐骨结界或臀皱襞		
骶4~5	肛周1厘米范围内，皮肤黏膜交界处外侧		

2. 运动平面

运动平面指的是脊髓损伤后，保持运动功能（肌力3级或以上）的最低脊髓神经节段（肌节）。运动水平左、右可以不同。运动评分：ASIA标准确定人体左右各有10组关键肌，根据MMT肌力评分法肌力分0～5级，正常运动功能总评分为100分（表2-3）。

表2-3 运动评分

平面	关键肌	右侧评分	左侧评分
颈5	屈肘肌（肱二头肌、肱肌）		
颈6	伸腕肌（桡侧腕长伸肌和腕短伸肌）		
颈7	伸肘肌（肱三头肌）		
颈8	中指屈指肌（指深屈肌）		
胸1	小指外展肌（小指外展肌）		
腰2	屈髋肌（髂腰肌）		
腰3	伸膝肌（股四头肌）		
腰4	踝背伸肌（胫前肌）		
腰5	踇长伸肌		
骶1	踝跖屈肌（腓肠肌、比目鱼肌）		

第二节 脊髓损伤现场注意事项

如有患者发生意外事故，考虑可能是脊髓损伤时，我们该如何处理？

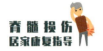

现场有哪些注意事项呢？

脊髓损伤临床处理原则是抢救患者的生命，预防及治疗并发症，以便应用各种方法（医学的、工程的、教育的）最大限度地利用所有的残存功能（包括自主功能、反射功能），尽可能地在较短时间内使患者重新开始生活自理，重返社会，即全面康复。

一、脊髓损伤后急救处理的重要意义

急救阶段的处理对脊髓损伤患者来说是至关重要的。首先，急救措施是否正确、及时，影响着患者的预后；其次才是外科手术或其他诊治手段。不完全性脊髓损伤患者可因急救处理不当而成为完全性脊髓损伤，失去脊髓功能恢复的可能；完全性脊髓损伤患者可因急救处理不当造成脊髓损伤平面升高。这就意味着患者康复目标的明显降低和残疾程度的明显加重。

二、院前急救的重要性

院前急救是从受伤起至入院时，患者在受伤现场及转运至医院过程中的诊疗救治。院前急救是脊柱脊髓损伤急救的关键阶段。脊髓损伤患者伤后第一年死亡者中，90%死于现场转运途中，23%~26%的患者在院前急救过程中脊髓损伤明显加重。因此，应加强院前急救的教育、宣传以及基层急救人员的培训。

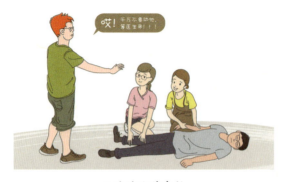

正确的院前急救

第二章 脊髓损伤居家康复

三、损伤后的处理

诊断的第一步是确定有无脊柱脊髓损伤和致命性复合损伤。如果患者心肺功能良好、生命体征稳定，即可进一步检查有无脊柱脊髓损伤。检查过程中应保持脊柱稳定，尽量少移动患者。

对脊柱受伤的患者若怀疑有脊髓损伤时应立即制动，除非患者需立即移出现场，否则就有生命危险。甚至跳水运动损伤后应在水面颈部制动后再移离水面。制动位置有两种选择：一种是保持受伤后的体位，这可避免移动时再次损伤脊髓；另一种是中立位制动，即平卧位制动，是一种传统的制动方式。变化到中立体位时，应观察患者有无疼痛或神经损坏加重，不要强行改变体位。制动装置各有优缺点，简单实用的有脊柱固定板或围领。在无制动情况下，应当采取正确的搬运方法，保持脊柱的稳定。

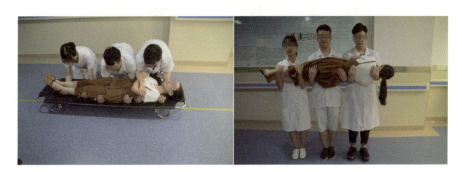

三人合力搬运脊柱损伤患者的方法

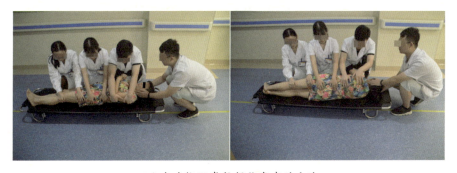

四人合力搬运脊柱损伤患者的方法

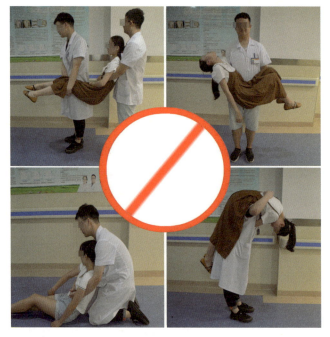

错误的搬运方式

四、转运过程中的注意事项

经过初步诊断可能有脊柱脊髓损伤的患者,在可靠的制动固定和移离现场后,院外急救的最后一步就是将患者转运至医院。应选择最近的、能处理脊柱脊髓损伤的医院,不应常规逐级转院,以免耽误时间而延误救治。

第三节 脊髓损伤患者到达医院后的处理

一、到达医院后的常规诊疗流程是什么

患者到达医院后,急诊室医务人员应协助转运人员将患者从车内移

第二章 脊髓损伤居家康复

至急诊室内，且保持脊柱的稳定性。急诊医务人员应从转诊人员或患者亲属处了解受伤及现场急救情况，取得有关记录资料，开始急诊救治工作。

在了解全部病史的同时，按照 ABCS（气道、呼吸、循环、脊柱）的顺序进行急诊诊查工作，同时建立生命维持系统，包括吸氧、静脉输液、更换及留置尿管，腹胀患者可置胃管减压，呼吸困难者可进行辅助呼吸或气管切开，确保患者生命体征平稳和主要器官系统的基本功能。

在生命体征基本稳定的基础上，进行全面体格检查。辅助检查应包括血、尿、粪常规，肝功能，血型，出、凝血时间，碱性磷酸酶及尿细菌培养等。

二、脊髓损伤后什么情况下采取手术治疗

虽然对于脊髓损伤后是否采取手术治疗一直存在争议，但对于有以下指征者还是建议选择手术治疗：①脊柱骨折脱位闭合复位失败或在伤后2~3天内未达到满意复位者；②脊柱骨折因行椎板减压术而加重脊柱不稳定者；③脊髓损伤后损伤平面上升超过2个脊髓节段或程度加重者；④无神经功能障碍的脊柱损伤出现神经功能障碍者。

手术的作用：①复位已经骨折的脊柱；②重建脊柱的稳定性；③有效的椎管减压；④可以早期康复。临床经验显示，脊髓损伤后行手术减压可能有节段性神经功能恢复。尽管手术未改变完全损伤的程度，但其预后有所改善。

三、保守治疗的常用药物有哪些

（1）早期大剂量的甲泼尼龙冲击疗法可使脊髓损伤患者达到更好的功能恢复，并为脊髓损伤的康复建立良好的基础。

（2）神经节苷脂：可以减轻急性脊髓损伤的继发损伤，并促进神经轴突的恢复。

（3）鼠神经生长因子：临床上常用来改善脊髓损伤导致的周围神经损伤，但仍需大样本的临床研究证实其有效性。

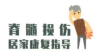

（4）B族维生素：维生素B_1、维生素B_6、甲钴胺等，用来改善脊髓损伤导致的周围神经损伤。

（5）中药治疗：某些中药方剂已应用于脊髓损伤的临床治疗，但缺乏临床诊断标准和疗效评定标准，也缺少基础和多中心对照研究。但中医在脊髓损伤治疗中的作用不可忽视。

第四节　脊髓损伤的预后判断

脊髓损伤因损伤的平面、程度不同，同时患者的年龄、体质，有无其他合并症及患者康复治疗等情况均会影响患者的预后，脊髓损伤的平面与功能预后直接相关。预后判断可以决定患者的康复目标，指导制订患者相应的康复治疗方案。不同脊髓损伤平面的预后见表2-4。

表2-4　不同脊髓损伤平面的康复目标

损伤平面	最低功能肌肉	活动能力	支具、轮椅、自助工具	生活能力（功能预后）
颈4	膈肌、斜方肌	使用电动高靠背轮椅，有时需要辅助呼吸	长靠背式电动轮椅	完全依赖，全部依靠他人帮助
颈5	三角肌、肱二头肌	可用手在平坦路面上驱动高靠背轮椅，需上肢辅助器具及特殊推轮	电动轮椅，平坦地面可使用长靠背手动轮椅	桌上动作自立，其他全部靠他人帮助
颈6	胸大肌、桡侧腕伸肌	可用手驱动轮椅，独立穿上衣，可以基本独立完成转移，可驾驶特殊改装汽车	手动轮椅，残疾人专用汽车，多种自助工具	生活能部分自理，需中等程度帮助

第二章 脊髓损伤居家康复

续表

损伤平面	最低功能肌肉	活动能力	支具、轮椅、自助工具	生活能力（功能预后）
颈7	肱三头肌、桡侧腕屈肌、指深屈肌、手内肌	轮椅使用，可独立完成床—轮椅转移（厕所—浴室转移）	手动轮椅，残疾人专用汽车多种自助工具	生活能自理，可做轮椅转移（平面）及驱动轮椅
颈8			带骨盆长下肢支具、双拐，必须轮椅，可驾驶残疾人专用汽车	生活能自理，在轮椅上能独立，不能走路，只能治疗性站立
胸1~2	上部肋间肌、背肌	轮椅独立，用长腿矫形器扶拐短距离步行	必须轮椅，需要长下肢支具，可驾驶有手动装置的轿车	生活能自理，在轮椅上能独立，完全不需要别人协助可自己上下轮椅，能治疗性站立
胸3~12	腹肌、胸肌、背肌	长腿矫形器扶拐步行，长距离需要轮椅	手动轮椅，长下肢支具，双拐	生活能自理，能治疗性步行
腰1		短腿矫形器扶手杖步行，不需要轮椅	长下肢支具，轮椅，双拐	生活能自理，家庭支具功能性步行
腰2	髂腰肌		长下肢支具，轮椅，双拐	生活能自理，实用性支具步行
腰3~5	股四头肌、胫前肌		短下肢支具，可驾驶残疾人专用汽车	生活能自理，能社区功能性步行

脊髓损伤患者因损伤的平面、程度不同，每个患者的具体康复目标是不同的，因此，确定个体化的康复目标是必要的。根据脊髓损伤的处理原则，损伤后患者的康复基本目的是增加患者的独立能力，早日回归家庭，最终回归社会。

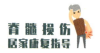

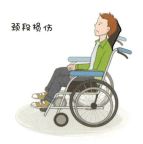
颈段损伤

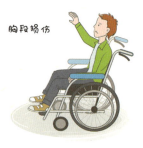
胸段损伤

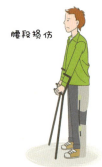
腰段损伤

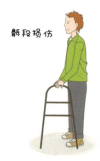
骶段损伤

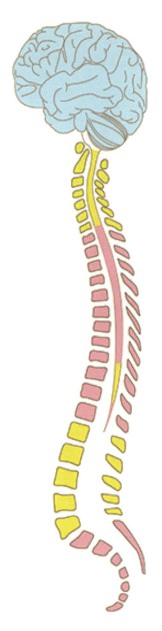

不同脊髓损伤平面的预后

（何晓阔）

第三章 脊髓损伤居家康复训练

第一节 正确的体位摆放

一、脊髓损伤患者卧床期为什么要正确的体位摆放

在脊髓损伤的早期，患者以卧床为主，由于患者均有不同程度的运动、感觉功能缺失，此时患者的体位摆放尤为重要。主要目的有以下几点：①保护好骨折部位，维持正常排列，稳定脊柱，避免二次损伤；②保护皮肤的完整性，避免压疮产生；③维持良好的关节位置，避免关节挛缩、变形，影响今后的康复。

二、脊髓损伤患者仰卧位时的体位摆放

仰卧位时，患者髋关节自然伸展，轻度外展，可在臀部及大腿外侧垫长枕，避免髋关节过度外旋。双膝伸直，可在膝关节下方垫毛巾卷，避免膝过伸，两腿之间可放入软枕隔开。双足底借助泡沫、枕头等支撑或利用"丁"字鞋、适合的踝足支具等，使双踝关节处于中立或轻度背屈位，避免足下垂。使用足底支撑时可将双踝关节置于软枕上；使用"丁"字鞋或支具时要注意定时观察足跟，避免产生压疮。双肩下垫入小枕以防肩胛骨后缩，肩关节轻度外展，肘轻度屈曲，手中握毛巾卷、实心球或厚度合适的卷纸筒，使腕关节轻度背屈，手指微屈。

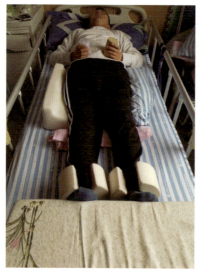
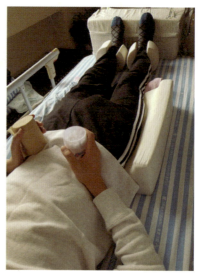

仰卧位时的体位摆放

三、脊髓损伤患者侧卧位时的体位摆放

患者侧卧位时，下侧腿髋、膝关节自然伸展；上侧腿髋关节屈曲约

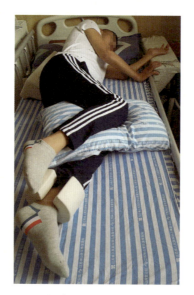

侧卧位时的体位摆放

20°，膝关节屈曲约60°，置于软枕上，与下侧腿分开。双足底依然给予支撑，尽量使踝关节处于中立位或轻度背伸位。双肩关节前屈，置于患者视线范围内，下侧上肢肘关节可屈曲置于垫上，上侧上肢肘关节伸展置于软枕上。双手握毛巾卷、实心球等，保持腕关节轻度背屈，手指微屈位。

患者在正确体位摆放的前提下，仍应注意定时翻身减压。患者合适的翻身时间视其皮肤具体状况而定，一般建议至少每2小时翻身一次。为了方便患者自己观察相关部位的皮肤状况，建议配备长柄镜或在墙上合适的位置安装镜子。

（范亚蓓）

第二节　关节活动度的保持

良好的关节活动度是脊髓损伤患者保持或恢复运动能力及生活自理能力的基础。关节活动度的保持主要有两大技术：一是依赖他人的肢体被动活动技术；二是患者主动的自我牵伸技术。

一、肢体被动活动技术

肢体被动活动技术是指借助外界的力量，如他人或设备，帮助患者肢体被动活动，以达到促进肢体活动、维持良好关节活动度的目的。脊髓损伤早期或四肢瘫的患者，由于上肢和躯干活动受限，往往需要借助被动活动技术来维持良好的关节活动度。

1. 髋关节被动活动

髋关节是多轴关节，可进行屈、伸、内收、外展、内旋、外旋、环转等运动，在进行被动活动时，应注意都活动到。操作者一手托在患者膝关节下方腘窝处，另一手扶持患者脚踝，双手同时发力将患者下肢缓慢屈向腹部，至最大角度后稍做停留，然后退至屈髋90°位，腘窝下方手顺势移动到膝关节的外侧向内推动,进行髋的内旋、内收活动;反之,进行髋外旋、外展活动;同时还可进行髋关节环转活动。上述活动完毕后,放平伸直患者下肢,仍一手在腘窝处,一手握住脚踝,保持髋关节旋转中立位,缓慢向外展开,牵伸内收肌,维持良好髋外展角度。

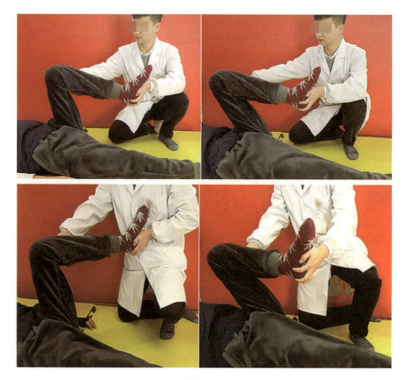

髋关节被动活动

2. 膝关节被动活动

膝关节主要有屈、伸及小幅度旋转活动能力,所以,被动活动时,以进行膝关节的屈伸运动为主。操作者一手托住腘窝,一手握住脚踝,使膝关节充分屈曲;然后一手扶压膝盖上方,一手握住脚踝(或环绕住患者小腿),伸直患者膝关节后缓慢持续屈髋上抬,以达充分伸展(但避免过度伸膝)的目的。

第三章 脊髓损伤居家康复训练

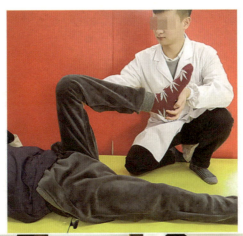
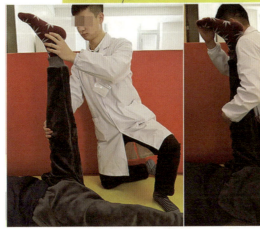
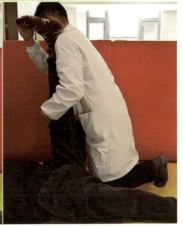

膝关节被动活动

3. 踝关节被动活动

踝关节主要有背伸、跖屈、内外翻的活动。脊髓损伤患者由于久卧，受重力影响，踝关节多出现下垂内翻状态，所以，踝关节的被动活动以背伸、外翻活动为主。以左踝为例，操作者左手握持患者足跟部，前臂顺势抵住足底外侧，右手扶在小腿处协助维持正中位，操作者利用身体向右后方倾倒的力量，带动脚踝进行背伸、外翻活动。若有必要也可一手压在足尖外侧，一手扶正小腿，向内向下发力，进行足的跖屈、内翻活动；也可一手扶持小腿，一手抓握足掌，轻柔缓慢做踝的环转活动。

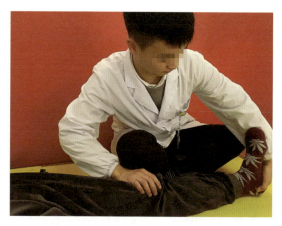

踝关节被动活动

4. 肩关节被动活动

肩关节是多轴关节，能做屈、伸、内收、外展、内旋、外旋、环转等运动，被动活动时应尽量都活动到。屈：操作者一手扶住患者肘关节处，一手握住患者腕关节处，缓慢抬高上肢，至肩前屈90°时，使前臂外旋后继续上抬至靠近患者耳朵。外展：操作者一手扶住患者肘关节处，一

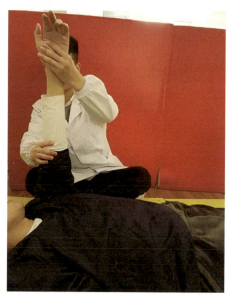

肩关节被动活动

第三章 脊髓损伤居家康复训练

手握住患者腕关节处，伸直患者胳膊向远离身体的方向移动，展至90°时使肩旋后，掌心向上后，可继续活动至上臂靠近耳朵。内收：操作者先将患者胳膊上抬至前屈90°位，一手继续扶住患者肘关节，另一手将患者手部靠近对侧肩关节。外旋：患者肩外展90°呈屈肘位，操作者一手扶住患者肘关节，一手握住患者腕关节，轻轻将手推向头侧床面方向，反之则为内旋活动。

5. 肘关节被动活动

肘关节主要有屈、伸功能，活动时操作者一手握住患者腕部，一手扶住患者肘关节上方。屈曲时使手腕靠近上臂，并同时使前臂旋后；伸展时使手腕远离上臂，并同时使前臂旋前。

6. 腕关节被动活动

腕关节可做背伸、掌屈、尺偏、桡偏四个方向的运动。背伸：患者手心向下（地面方向），操作者一手握住患者手掌，另一个稳定患者前臂，使手掌上抬。掌屈：操作者握持方法同上，使掌心向下活动即可。进行腕部背伸或掌屈活动时，若患者为颈髓完全性损伤，则被动活动时不宜活动幅度过大，以保持一定的肌腱张力。尺偏：患者手部与前臂齐平，中立位，使手掌向小指方向活动。桡偏：患者手部与前臂齐平，中立位，使手掌向拇指方向活动。

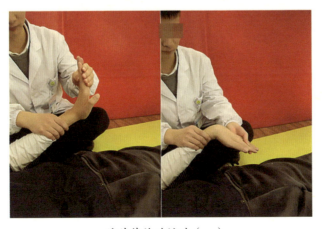

腕关节被动活动（一）

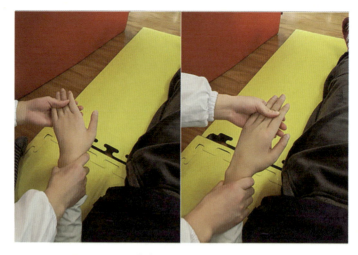

腕关节被动活动（二）

7. 指关节被动活动

由远端向近端按摩手指，并逐个进行指间关节及掌指关节的屈伸运动。拇指的掌指关节除了做屈、伸运动外，还须进行收、展、对掌等活动。在对颈髓完全性损伤患者进行掌指、手指被动伸展活动时，幅度不宜过大，以维持一定的屈肌肌腱紧张度。

肢体被动活动的原则有如下几点：①患者体位应舒适、放松，穿着应宽松；②在情况允许的前提下，患者应适当放松活动关节周围的肌肉，有助于被动活动的进行；③肢体被动活动时，扶握在关节附近，保护好所活动关节；动作轻柔、缓慢，活动幅度循序渐进；④按照所活动关节的运动轴，各方向均应进行被动活动；⑤一般从近端关节向远端关节活动，但患者损伤早期，颈或腰损伤部位尚不稳定时，肩与髋的活动需谨慎，一般以不超过90°为宜；⑥每个关节每个运动方向活动约10次，被动活动到关节末端应维持10~20秒，每次活动总时间20~30分钟，每天重复活动2~3次。若患者有余力，在被动活动中，应鼓励与主动运动相结合。

二、自我牵伸技术

对于上肢和躯干具有较好活动能力的截瘫患者,建议多采用自我牵伸技术,既可维持良好的关节活动度,又能起到一定的锻炼作用。

1. 自我牵伸髋肌、屈膝肌、踝跖屈肌

患者长腿坐位(两下肢伸直并拢放在体前),双手支撑臀部两侧坐正身体,挺直腰背,努力保持上身直立的同时移动双手至大腿上方,缓慢前倾上身,让肚子靠向大腿,同时逐渐将双手下移,全程尽量保持双下肢伸直状态。双手具体的摆放位置根据自身腿部的紧张度调节,可放在双膝盖处下压,帮助维持双下肢伸直;也可下移至脚踝处,最终能用双手握住双脚掌外侧,牵伸臀肌、大腿后侧肌的同时拉伸小腿后侧肌肉。在坐直身体逐步前倾时,要让腹部先向下贴靠,再到胸部、头,脊柱充分伸展后由腰向颈,一节一节靠向腿部,不可只将头靠向腿部。在自我牵伸的同时应配合好呼吸,吸气时努力舒展躯干,拉直上身,呼气时再进一步贴靠,避免憋气猛力下压,以免损伤。

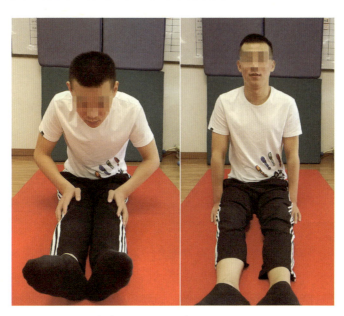

自我牵伸髋肌、屈膝肌、踝跖屈肌

2. 自我牵伸腹肌、屈髋肌

患者俯卧位，双手置于胸旁，手推床面用力支撑起上身，髋部下沉，双腿着床，可缓慢抬起头部，看向天花板，充分牵伸颈前、腹部及屈髋肌群。

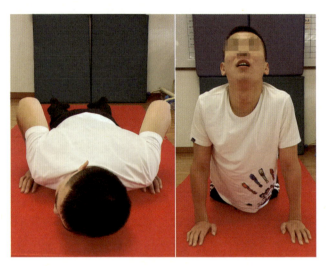

自我牵伸腹肌、屈髋肌

3. 自我牵伸内收肌

长腿坐位，先用手把左腿拉弯曲，轻轻倒向左侧，再用同样的方法摆放好右腿（左右顺序不限），努力使双足底相对；双手抓握双脚，挺直身体后缓慢向前下方弯曲身体，努力让腹部先贴靠，再让脊柱逐渐向下弯曲。有需要时也可从长腿坐位开始，身体前倾，用手左右分开两腿，尽量分到最大，然后重复身体直立后缓慢下压，努力让腹部向地面贴靠。

脊髓损伤患者进行主动和被动关节活动时应注意：①由于往往缺乏痛觉保护，所以在进行主动和被动关节活动时，不可以将痛觉作为参考指标，应根据实际情况，循序渐进增加活动幅度。②由于肌力不足，活动中一定要保护好关节，避免关节损伤，尤其是髋关节、肘关节等异位骨化高发处，一定要注意避免幅度过大或速度过快的活动而造成肌肉拉伤。③若活动中牵伸力度较大，可在活动后立刻给予冰敷，以减轻牵伸带来的不良影响。④活动中为达到一定效果，应逐步增加活动力度，并在活动末端维持一定时间。

第三章　脊髓损伤居家康复训练

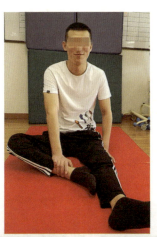

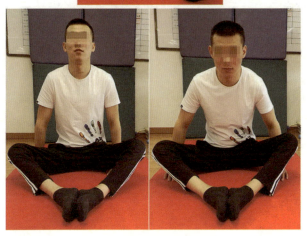

自我牵伸内收肌

（范亚蓓）

第三节　居家环境下的转移

一、截瘫患者如何床上自我翻身

方法一：截瘫患者在仰卧位时，先伸直双臂，可双手体前交握，然后左右摆臂，逐步增大摆动幅度，以充分利用摆动惯性。当双臂向左摆动时，头部、身体也同时用力向左转，从而带动骨盆、双下肢实现左侧卧；反之则为向右侧翻身的方法。在盖有棉被的情况下，如棉被过度贴身影响摆动，可先将棉被掀开，翻身完成后再盖好棉被。

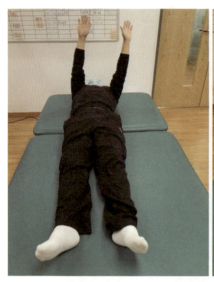
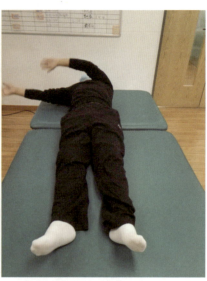
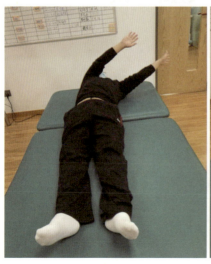
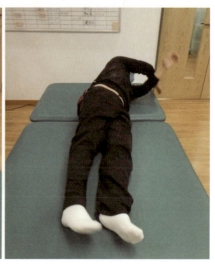

截瘫患者仰卧位床上自我翻身

第三章 脊髓损伤居家康复训练

方法二：若患者已经学会卧位至长腿坐位（双腿伸直的床上坐位）转换或正在长腿坐位时，需要向左侧翻身，可用力将右腿抬起放到左腿上（尽量让双腿在膝盖上方交叠），然后左肘撑床，右手抓住左侧床沿，缓慢睡下，直接成左侧卧位；反之则为右侧卧位。

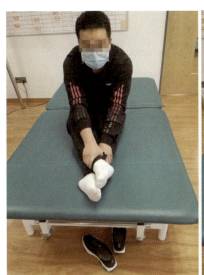 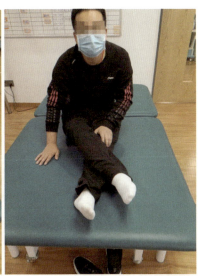
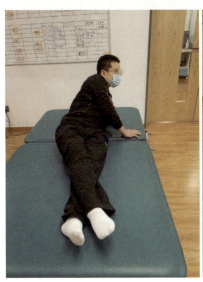 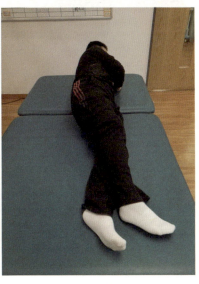

截瘫患者长腿坐位床上自我翻身

二、四肢瘫患者如何床上自我翻身

四肢瘫患者也可以利用截瘫患者同样的方法，借助上肢摆动带动躯干实现翻身。若上肢无法伸直，摆动的惯性不足以实现翻身时，可进行相应的环境改良，如在床沿配置合适的扶手，床上方需要的位置安装吊环等。当向左侧翻身时，左前臂可卡住扶手，而右上肢则借助肩带力量甩入上方吊环中，双侧同时发力，利用屈肘和肩带的力量实现翻身。

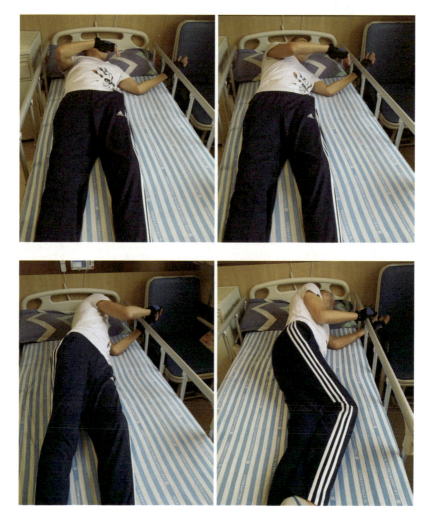

四肢瘫患者床上自我翻身

第三章 脊髓损伤居家康复训练

三、脊髓损伤患者如何在床上移动位置

以从左往右移动为例：若有家人或医护人员帮忙，让家人或医护人员帮患者双腿屈曲，患者双脚踩在床上，先移动患者双腿到身体的右侧；患者可以屈曲双肘关节支撑床面，借助双上肢的撑力及腰背力量，使臀部抬离床面并向右侧移动；然后右肘向右挪出一定空间，继续利用双上肢撑离床面的力量，逐渐移动身体至相应位置。可多次重复上述过程，达到需要转移的位置。此过程刚操作时较慢，熟练后可快速实现移动。若没有家人协助，患者可以先支撑至坐位，用手移动腿的位置，再用双上肢支撑起臀部移向同侧，实现整体转移。

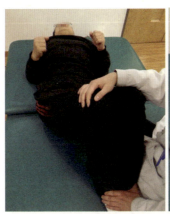 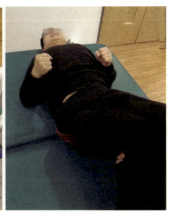
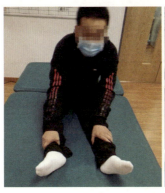 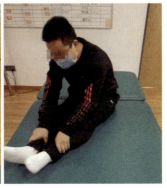

脊髓损伤患者在床上移动位置（一）

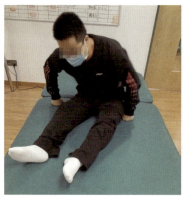
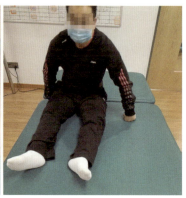

脊髓损伤患者在床上移动位置（二）

四、脊髓损伤患者如何从卧位坐起来

方法一：若患者已能熟练翻身或处于侧卧位，则可以直接从侧卧位利用双上肢支撑力量实现坐位。以右侧卧为例：患者右臂屈曲，右肩后缩，使右肘关节与左肩呈一条直线，左手支撑在胸腹前；右肘关节伸直支撑上身，使上身从侧卧转至仰卧，左手移至背后，双手同时用力撑床，支撑起上身，然后可逐步向脚侧移动双手的位置，直至上半身完全坐起，顺势放左手至身体左侧。

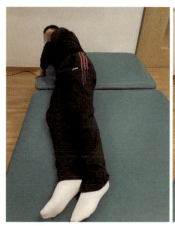
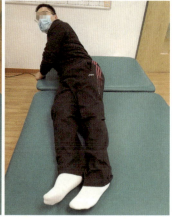

脊髓损伤患者于侧卧位坐起（一）

第三章 脊髓损伤居家康复训练

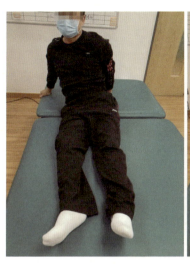
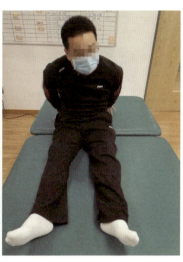

脊髓损伤患者于侧卧位坐起（二）

方法二：若患者在仰卧位下，双上肢肌力正常，可直接屈曲双臂成肘支撑（也可借助双手抓臀部裤子的力量成肘支撑），继续用力成双手支撑，直接撑起上身成坐位。

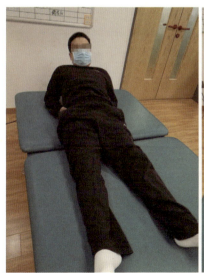
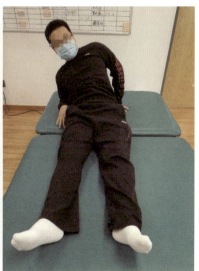

脊髓损伤患者于仰卧位坐起（一）

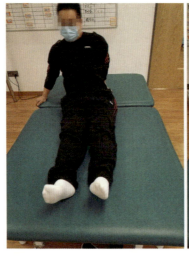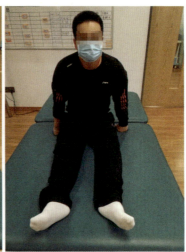

脊髓损伤患者于仰卧位坐起（二）

五、截瘫患者如何独立实现轮椅—床转移

若截瘫患者的上肢肌力足够强大，且有较好（二级平衡左右）的坐位控制能力，可采用最常用的侧方转移法。轮椅斜推至床边，使轮椅与床沿成 30°~45° 夹角，锁住轮椅刹车。患者先将一条腿放到另一侧脚踏上，弯腰将空出的脚踏板立起，再将双腿放置于地板上，立起另一侧脚踏。支撑轮椅扶手使臀部稍挪向座椅前方，若可以则打开靠近床侧的轮椅扶手，一手支撑至床面，一手支撑另一侧扶手，双手同时发力支撑起身体，移动至床边（此过程中，若轮椅刹车高出轮椅坐垫，转移时需充分撑起身体或在轮椅和床边加转移板，避免转移过程中刮伤臀部）。若轮椅扶手无法打开，转移方法同上，但对躯干和上肢肌力要求较高，能力不足者也可借助转移板，降低转移难度。

第三章　脊髓损伤居家康复训练

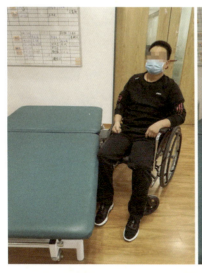
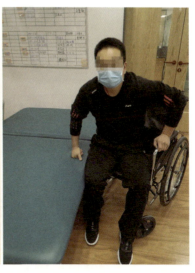
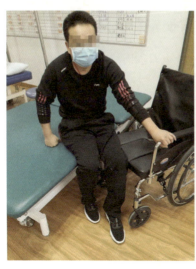
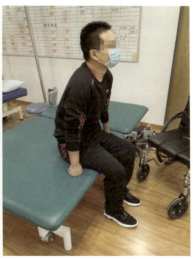

截瘫患者独立实现轮椅—床转移

若截瘫患者躯干控制较差，可采用垂直转移法。轮椅正对床边推过去，距离床边合适的距离停下，锁住刹车，患者抱起一条腿放至床上，同法抱起另一条腿，然后将轮椅外开式脚踏板打开，开启轮椅刹车，推动轮椅靠紧床沿后再次锁住轮椅刹车。患者头和躯干略向前倾，双手撑住轮椅扶手，向前上方发力，撑起臀部，移向床面；靠近床面，双手再

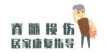

无法支撑扶手时，双手可通过支撑床面，充分转移（此转移法，由于双腿在床面上可能有较大的摩擦力影响转移，所以采用此法者建议穿较为光滑材质的裤子）。

六、四肢瘫患者如何独立实现床—轮椅转移

四肢瘫患者由于躯干控制较差，上肢力量也不足，给转移带来了一定困难。若有电动靠背可放平式轮椅，通过翻身至轮椅上后再控制轮椅靠背立起，实现床—轮椅转移。也可采用倒退转移法：患者臀部在床边长腿坐位，轮椅紧靠床沿，锁住刹车；利用双上肢残存的肌力借助骨性支撑力量，努力移动臀部向后至轮椅上；然后前臂支撑轮椅扶手，充分利用肩带肌力实现转移。

七、脊髓损伤患者如何独立实现轮椅—坐便器转移

若洗手间空间足够，可采用患者熟悉的侧方转移法。当空间不足以进行侧方转移时，则采用垂直转移骑坐法：驱动轮椅正面移向坐便器，患者打开轮椅外开式脚踏板，使轮椅靠紧坐便器后锁住刹车，患者抱一条腿放至坐便器一侧，再抱另一条腿至坐便器另一侧，双手支撑轮椅扶手抬起身体，使臀部移向坐便器。转移不充分时，可多次重复向坐便器移腿和支撑动作，并可从撑扶手到撑轮椅坐垫，实现转移。

八、脊髓损伤患者如何地面—轮椅转移

学会地面—轮椅转移可以增加患者的活动范围，保障患者自行回到轮椅。常用方法是轮椅后方上、下法。在患者练习之初应有治疗师在旁保护，待患者熟悉该过程后，可独立进行转移。具体方法：患者先支撑地面，调整坐位至轮椅前方，先调整好轮椅位置并锁住轮椅刹车，然后背靠轮椅，双上肢后伸支撑于轮椅坐垫上（或轮椅脚踏顶端与坐垫交接处），上肢努力支撑抬起臀部至部分坐到轮椅坐垫上（练习之初，治疗师可帮忙扶住轮椅一侧扶手），躯干向前、臀部向后，继续支撑完成轮

第三章 脊髓损伤居家康复训练

椅坐位。反之，则从轮椅转移至地面，此时应先将坐垫抽出放置在轮椅前的地面上。

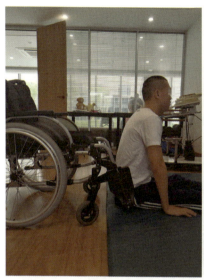
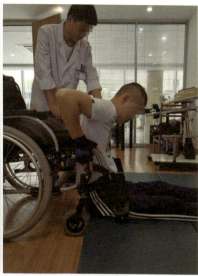
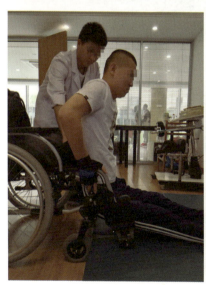
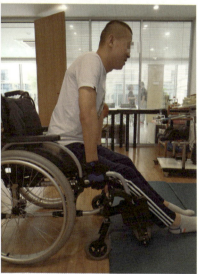

脊髓损伤患者实现地面—轮椅转移

（范亚蓓）

第四节 轮椅选择及轮椅操控

一、脊髓损伤患者居家用手动轮椅的构造

手动轮椅的结构包括：大轮、制动器、手轮圈、前脚轮、靠背、手握把、椅座、侧板、扶手、腿托、脚踏板、轮椅架（轮椅的核心部分，有固定和折叠式两种）等。

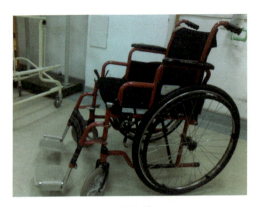

手动轮椅

1. 轮椅车轮的选择

轮椅车轮有两对，一对大轮、一对小轮。标准大轮直径一般为61厘米；使用的轮胎有两种，充气和实心，各有优缺点。小轮轮胎通常采用实心较多，有时也会用充气的。城市用轮椅一般小轮直径为12.7厘米，轮胎实心，大轮轮胎则为充气或实心的；农村用轮椅小轮直径为20.32厘米，大小轮轮胎均为充气的。

2. 轮椅手轮圈和制动器的选择

轮椅手轮圈的直径通常比大轮直径小5.09厘米，管材直径（握径）通常为2厘米。根据不同残疾类型可以将轮椅手轮圈进行改造，做到防滑，用手掌力量即可推动轮椅；轮椅制动器在大轮的两侧，此部件非常重要，可防止轮椅滑动。

第三章　脊髓损伤居家康复训练

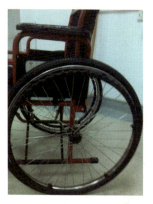
轮椅大轮

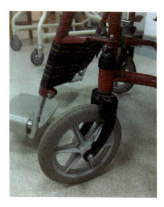
轮椅小轮

3. 轮椅脚踏板和腿托的选择

合适的轮椅脚踏板需根据患者瘫痪的程度而选用，轮椅脚踏板有外开式、装卸式、高度可调式、固定式等。对于双上肢肌力弱、上下轮椅困难者，轮椅脚踏板要用外开式，这样可以接近床或椅子而方便上下。轮椅腿托是为了防止腿向后滑落而设计的，有横带式腿托、挡板式腿托等。对双下肢完全瘫痪者，两脚易向脚踏板后方滑脱，所以，下肢要有腿托带或足部要有足跟套。

4. 轮椅扶手的选择

轮椅扶手分为装卸式、固定式、翻转式、写字台式等。对双上肢肌力弱、上下轮椅困难者，可用装卸式扶手。

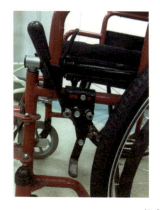
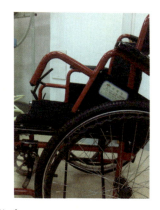
轮椅扶手

5. 轮椅靠背的选择

轮椅靠背有高低之分，还有固定和可调之分。低靠背轮椅的靠背在腋下 5~10 厘米，躯干有较大的活动范围，要求患者的躯干稳定性好；而高靠背轮椅的靠背角度是可调的，适用于颈髓损伤的患者，也适用于髋关节伸展位挛缩的患者。

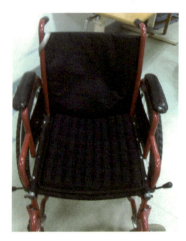

轮椅靠背

6. 轮椅坐垫的选择

轮椅坐垫过硬、过软都会使臀部的压力过于集中在坐骨结节周围，长久会引起压疮。轮椅坐垫的材质应是由具有均匀分散压力特性的、软硬适度的、透气性良好的材料制成，一般由特殊泡沫塑料或高分子聚合凝胶制成。

二、脊髓损伤患者怎样选择合适的轮椅

要根据患者平时穿戴的物品（比如矫形器等），和平时采用的坐姿进行测量，来确定脊髓损伤患者选择的轮椅。轮椅处方的制订要考虑以下几个方面：

1. 座位的高度

根据轮椅大轮直径、脚踏板的高度、患者小腿的长度及鞋底的厚度

来确定座位的高低。为了预防压疮所用的坐垫高度也要考虑。通常脚踏板离地面5厘米，患者端坐，大腿与座位前缘之间有2.5厘米的空隙，即可以确定为合适的座位高度。

2. 座位的宽度

测量坐下时两侧大腿的大转子间的距离再加一拳，即坐下后左右两边各有约2.5厘米的宽度为合适。

3. 座位的进深

座位的进深就是从座位的前沿到靠背的距离。测量时患者要采用正确的坐姿，腰部接触在靠背上进行测量。若患者躯干平衡能力差，不能采用正确的坐姿，就在患者安全、舒适的姿势位置进行测量，避免让患者勉强采用正确的姿势而发生危险。轮椅进深的合适长度是在坐位时，从自然屈曲的膝关节后面到座位前缘间的距离是2.5~5厘米。

4. 座位的倾斜角度

通常座位的前缘比后缘高4厘米，角度在3°以下，也有为了容易抬起小轮或躯干向前屈时保持安稳，座位的角度更大一些。但不可因为加大座位倾斜角度而发生轮椅向后翻倒现象或造成压疮。

5. 脚踏板的高度

脚踏板与地面的高度至少要有5厘米。若脚踏板过高，也与座位角度过大一样，会造成坐骨结节、骶骨负重过大而引起压疮。最为合适的是脚放在脚踏板上时，大腿与座位前缘之间有2.5厘米左右的空隙。

6. 扶手的高度

扶手合适的高度为肩部放松状态下，肘屈曲90°，扶手比肘高2.5厘米。但一定要将坐垫的高度计算入内。

7. 靠背的高度

靠背高度的测量：高靠背是指从座位到肩胛骨的中央部，低靠背于腋窝下5~10厘米的位置。成人患者的靠背平均高度在43厘米左右。在躯干稳定性良好的情况下，可以将靠背的高度降低至30厘米左右，也就是靠背的高度支撑在腰的部位，这样能够扩大身体的活动范围，活

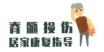

动起来比较灵活。

三、选择轮椅的注意事项

选择轮椅的注意事项有：轮椅折叠是否顺利；四轮是否同时着地；两手握住轮椅扶手均匀向前推动轮椅，是否呈直线行走；将轮椅横放，用手转动大轮，看转动是否灵活、有无摆动现象；检查电镀和喷漆质量；小轮转动是否灵活；制动器是否牢固，其装置是否与轮胎挨得太近；脚踏板的开合及调节是否灵活；各部件的安装、开合、调节是否灵活可靠等。

四、轮椅训练的意义

轮椅就是患者的腿，可以完成一般的日常生活活动，预防和改善负性心理影响，为患者回归社会打下坚实的基础，要让患者感觉到轮椅就是他们身体的一部分。

1. 在轮椅上的正确坐姿

头颈正直，脊柱伸直，保持正常的生理曲线；骨盆位置要端正，髌骨及两脚尖正对前方。

2. 怎样向前、向后驱动轮椅及原地转向

手握手轮圈的正确姿势：用拇指和大鱼际的部位压扶在手轮圈的正上方，其余四指在手轮圈的下方。肘关节不要过分外张，否则会影响腕关节活动。向前驱动轮椅时，双手握在手轮圈11点位置，躯干稍前倾，使用肩前屈及肘伸展的力量向前驱动轮椅；向后驱动轮椅时，双手握在手轮圈1点位置，躯干稍后仰，使用肩后伸以及肘屈曲的力量向后驱动轮椅。原地转向时，若完成顺时针转向，左手握在11点位置，右手握在1点位置，双上肢同步交错用力驱动轮椅，则顺利完成顺时针转向；若完成逆时针转向，则为左手握在1点位置，右手握在11点位置，双上肢同步交错用力驱动轮椅，则顺利完成逆时针转向。

第三章　脊髓损伤居家康复训练

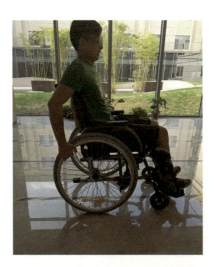

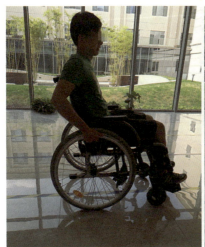
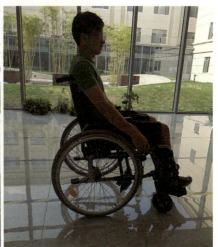

正确驱动轮椅

3. 抬小轮

脊髓损伤患者的家庭无障碍设施或障碍设施改造不完善，则会面临在使用轮椅过程中碰到一些低矮的障碍或台阶，若患者要独立完成移动，必须要学习抬小轮。学习过程要先在有他人的保护下，寻找小轮抬起的平衡点，反复训练后找到平衡点的稳定，再进行抬小轮的前进及越过低矮障碍物。

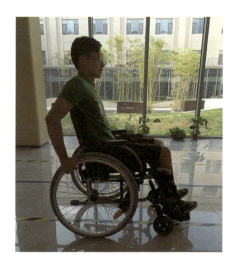

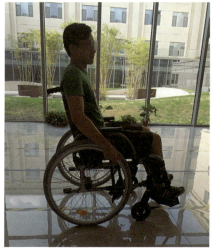
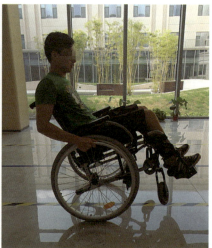

抬小轮

4. 如何驱动轮椅下台阶或上、下坡

下台阶可以抬起小轮面向下一级台阶驱动轮椅，待大轮顺利落在下一级台阶上，再放下小轮；也可以面对台阶往后倒着下台阶，大轮先落下，随后再向后驱动轮椅，小轮随即落下。

驱动轮椅上坡：双手握在手轮圈10点位置，躯干尽量前倾，使用肩前屈及肘伸展的力量向前用力驱动轮椅。

第三章 脊髓损伤居家康复训练

控制轮椅下坡：双手握在手轮圈2点位置，躯干稍后仰，双手握住手轮圈，调整阻力，控制轮椅下滑的速度。

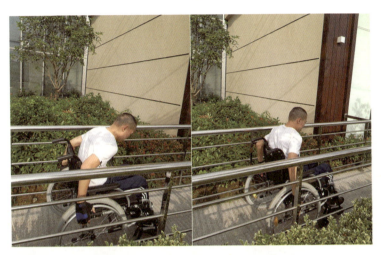

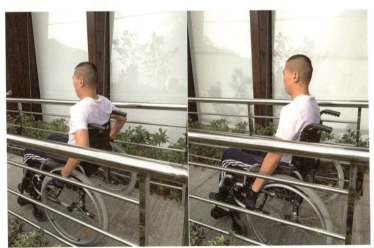

驱动轮椅上、下坡

5. 截瘫患者如何实现独立轮椅坐位—持双拐站立位

将配有下肢矫形器的双下肢交叉，双手撑起身体后旋转，呈双手撑轮椅扶手站立位，一手撑在扶手上一手拿拐杖，手撑在拿起的拐杖上，另一手接着拿拐杖，呈持双拐站立位。

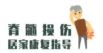

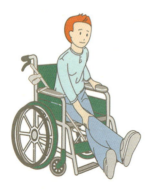

一侧下肢放在另一侧上肢上面

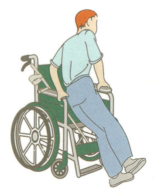

双手撑起身体后旋转

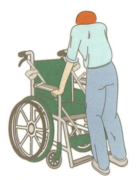

双手撑在扶手上站立

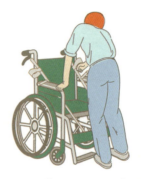

一手撑在扶手上一手拿拐杖

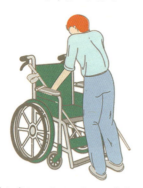

一手撑在拿起的拐杖，另一手拿另一拐杖

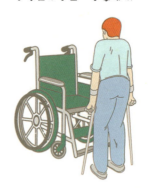

双手扶拐站立，截瘫患者从轮椅站起使用拐杖动作

截瘫患者独立实现轮椅坐位—持双拐站立位

（万　里）

第三章　脊髓损伤居家康复训练

第五节　支具的选择及步行训练

一、步行训练前的相关训练

①肌力训练：患者下床活动接受步行训练前，首先要对上肢、躯干、下肢的肌肉力量及关节活动范围进行评定，根据功能状况指导其进行肌力训练。对于需要借助助行器或拐杖行走的患者，应重点训练上肢肩周肌群、伸肘肌群、伸腕肌群，下肢髋关节伸肌、外展肌和膝关节伸展肌群。②起立床训练：对于长期卧床或脊髓损伤的患者，为预防其产生直立性低血压，可利用起立床逐步调整至直立的状态。训练中，治疗师应监测患者的脉搏、血压，若脉搏加快，血压降低过多，提示患者对目前的倾斜角度不适应。在患者能够耐受身体直立时，才可以考虑开始步行训练。③平行杠内训练：平行杠结构稳固，扶手的高度和平行杠的宽窄度均可调整，给患者一种安全感，因此，适用于患者进行站立训练、平衡训练及负重训练等。

1. 站立负重训练

站立负重训练从维持较短时间开始，视患者体能状况改善而逐渐延长站立时间。平衡训练是患者通过训练实践重新找回身体保持稳定的重心位置。当患者的下肢足以承受身体的重量时，即可进行站立负重训练。负重是肢体承受身体重量的受力状态，负重程度分为：①零负重，患肢不承受身体的重量，呈完全不受力状态。②部分负重，患肢仅承受身体的部分重量，呈部分受力状态，为步行训练的开始及进展阶段。③完全负重，患肢能承受身体的全部重量，为步行训练的最佳功能状态。

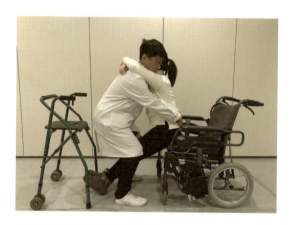
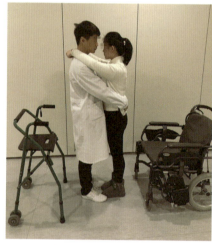
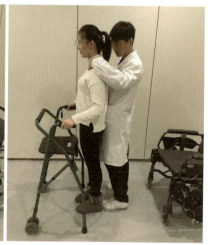

站立负重训练

2. 平行杠内步行训练

平行杠内步行训练的基本内容包括：①四点步，一侧手向前伸出扶杠，对侧下肢向前迈步，对侧手向前扶杠，同侧下肢向前迈步，交替进行。适用于严重瘫痪或双下肢瘫痪的患者。②三点步，先将身体前倾，双手向前扶杠，患侧下肢向前，然后健侧下肢跟上。适用于偏瘫和单侧下肢功能障碍的患者。③两点步，一侧手和对侧下肢同时向前，然后同侧下肢和对侧手跟上。双下肢瘫痪的患者，应采用双手向前，然后双下肢同时向前的方式。双下肢向前落点和双手支撑点在同一平面内称为迈至步，

第三章　脊髓损伤居家康复训练

比较安全；双下肢向前落点在双手支撑点前面称为迈越步，速度较快。

二、助行器的使用

1. 助行器的操作方法和类型

助行器是框架式的行走自助具，其稳定性较好，移动携带方便，适用于瘫痪患者早期的步行训练，为使用拐杖前的常用训练支具。对于行动迟缓的老年人或有平衡功能障碍的患者，助行器可作为永久性的依靠，但其仅适宜在平地使用。

助行器的操作方法：用双手分别握住两侧扶手，提起助行器使之向前移动后，迈出健侧下肢，再移动患侧下肢跟进，如此反复前进；若为双下肢瘫痪的患者，同样先用双手将助行器提起，使之向前移动，再将双足撑离地面，双下肢向前摆动；若上肢力量较弱，不足以将双足撑离地面，可在地面上拖步前进。

拐杖包括单拐和双拐，单拐又包括腋杖、上臂拐、前臂拐、四脚拐及手杖等。

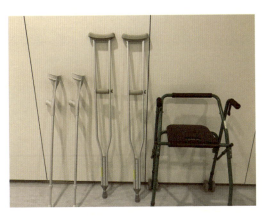

拐杖

2. 如何选择合适的拐杖和助行器

在正确选择拐杖及助行器之前要准确评估患者患侧下肢的负重能力（表3-1）。拐杖高度的正确调节方法：①腋杖，患者仰卧位，双足穿

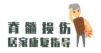

平时进行步行训练时的鞋子，双足分开，与肩同宽，在双足底放置贴有白纸的平板。在两侧第5趾前外侧15厘米处用记号笔描记记号，作为拐杖支点的位置，调节拐杖长度使腋托位于腋下5厘米处为合适。握把高度为腕关节稍背伸，测量肘关节屈曲30°为合适。②前臂拐及手杖，仅需确定支点的位置和握把的高度，方法同腋杖的测量。

表3-1 拐杖和助行器的选择

名称	用途	适应证	优点	缺点
手杖	增加步行稳定性及安全性	下肢能支撑超过95%的体重	轻便、灵活	支点与地面接触面小，稳定性较差
四脚拐	增加步行稳定性，支撑部分体重	下肢能支撑超过80%~95%的体重，不用拐杖难以步行	稳定性较好，支撑面大，不易滑动	灵活度不够，不平坦的地面使用困难
前臂拐	增加步行稳定性，支撑部分体重	双下肢能支撑超过80%~95%的体重，不用拐杖难以步行，腕关节控制能力欠佳	以前臂为支撑点，腕关节负荷较小，站立时拐杖可套在前臂上进行手的活动	支点与地面接触面较小，稳定性较差
腋杖	支撑体重，增加步行稳定性	双下肢能支撑超过50%~80%的体重；或者一侧下肢支撑能力正常，另一侧可以无支撑力	稳定性很好，可以用于不平坦的地面	灵活度不够，腕关节控制能力降低者不适用，光滑的地面使用稳定性欠佳
助行器	支撑体重，增加步行稳定性	同腋杖	适用于光滑的地面，稳定性很好	灵活性最差，腕关节肌力不足者不适用，不平坦地面稳定性欠佳

三、拄拐步行训练包括哪些内容

拄拐步行训练包括持拐向前后伸出、两拐向斜前方伸出、持拐身体重心的垂直移动、单脚抬起前后摆动及骨盆的上举练习等，拐杖的稳定

第三章　脊髓损伤居家康复训练

性不及平行杠，需经过适当的训练才能安全有效地使用。使用拐杖训练的方式主要有以下几种。

1. 拄拐前行

将左侧拐杖向前伸出，再伸右侧拐杖，双足同时拖地向前移动至拐杖脚附近。

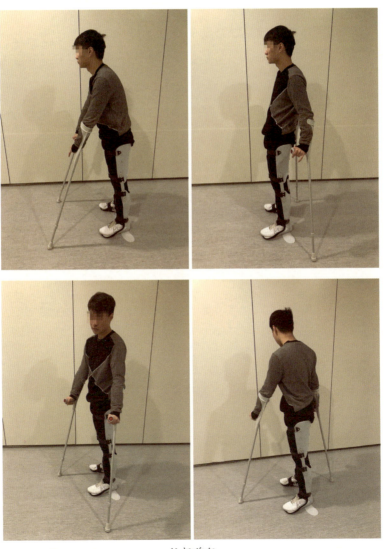

拄拐前行

2. 同时拖地步行

双侧拐杖同时向前方伸出，两脚拖地移动至拐杖脚附近。

3. 迈至步训练

双侧拐杖同时向前方伸出，患者身体重心前移，利用上肢支撑力使双足离地，下肢同时摆动，双足在拐杖脚附近着地。此种步行方式移动速度较快，采用此种步行方式可减少腰部及髋部肌群的用力。适用于双下肢完全瘫痪而下肢无法交替移动的患者。

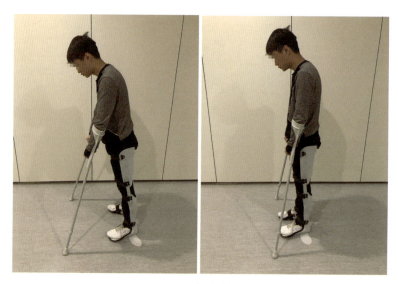

迈至步训练

4. 迈越步训练

双侧拐杖同时向前方伸出，患者支撑把手，使身体重心前移，利用上肢支撑力使双足离地，下肢向前摆动，双足在拐杖着地点前方的位置着地。开始训练时容易出现膝关节屈曲，躯干前屈而跌倒，应注意保护。此种步行方式是挂拐步行中最快速的移动方式，适合路面宽阔、行人较少的场合。通常适用于双下肢完全瘫痪、上肢肌力强的患者。

第三章　脊髓损伤居家康复训练

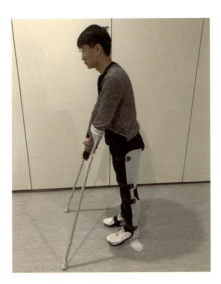

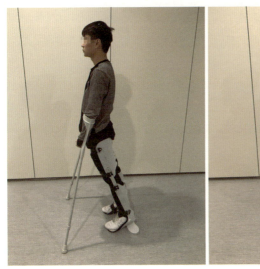

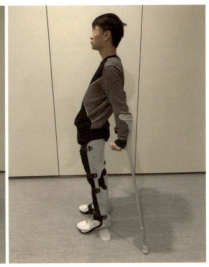

迈越步训练

5. 四点步训练

每次仅移动一个点，始终保持四个点在地面，即右足→左拐→左足→右拐，如此反复进行。此种步行方式适用于骨盆上提肌肌力较好的双下肢运动障碍者，是一种稳定性好、安全而缓慢的步行方式。

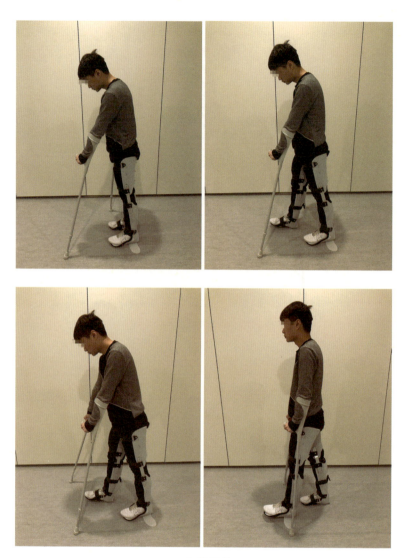

四点步训练

6. 两点步训练

一侧拐杖与对侧足同时伸出为第一着地点，另一侧拐杖与相对的另一侧足再向前伸出作为第二着地点。此步行方式与正常步态基本接近、步行速度较快。适用于一侧下肢疼痛需要借助于拐杖减轻其负重和疼痛的患者，以减少疼痛的刺激；或是在掌握四点步行后练习。

第三章 脊髓损伤居家康复训练

7. 三点步训练

双拐同时伸出落地，一侧下肢跟上，另一侧下肢待三点支撑后再向前迈出；是一种快速移动、稳定性良好的步态。

四、截瘫患者如何使用双拐从卧位至站立位

患者身体仰卧位，将双拐放置于身体前部两侧，拐杖支点朝向前方，双手支撑起身体，一手撑地，另一手拿起拐杖撑地，撑地手逐步过渡至持拐支撑，双手持拐躯干伸直完成站立动作。

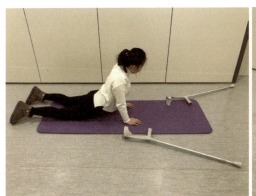
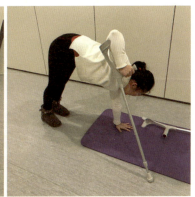
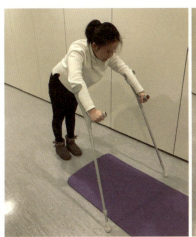
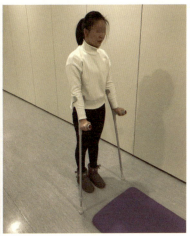

截瘫患者持用双拐从卧位至站立位

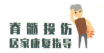

五、不完全性脊髓损伤患者如何进行独立步行训练

患者经过步行训练后，下肢能支撑100%的体重，同时站立平衡能力达到Ⅲ级，即可进行独立步行训练。训练步骤为先分解动作，后综合训练，最后加大行走距离，提高行走速度和增加地面的复杂程度。

六、步行训练的注意事项

①步行训练时，要提供安全、无障碍的环境。裤长不可及地，以防绊倒。穿合适的鞋及袜，鞋带须系牢，不可赤足训练。②借助辅助器具行走时，要选择适当的辅助器具和步态，并选择高度合适的助行器或拐杖。③使用腋拐时，患者不可将双臂架在拐杖的腋托上，以防臂丛神经麻痹而造成不必要的损伤。④步行障碍患者步行训练时的能量消耗显著高于正常步行，因此，在训练时要注意患者的全身耐力，特别是有心血管疾病的患者。⑤步行训练过程必须循序渐进，先是站立平衡训练，然后是步行动作的分解训练，最后才进行实际步行训练。

（万　里）

第六节　脊髓损伤患者的居家呼吸训练

脊髓损伤患者的肢体运动功能恢复需要较长时间，甚至可能终身伴有运动功能不全，继而会产生一系列呼吸系统功能障碍，导致呼吸系统并发症。呼吸系统并发症高居脊髓损伤患者死亡原因的首位，尤其是高节段损伤患者，日常生活活动的强度并不足以预防呼吸系统并发症，伤后第1年死亡率非常高。

呼吸训练不仅可以预防呼吸系统并发症，还能提高脊髓损伤患者运动功能表现。可以说，呼吸训练是脊髓损伤患者其他物理治疗的基础和储备，可以帮助患者提高心肺耐力水平、运动表现和生活质量水平。

第三章 脊髓损伤居家康复训练

呼吸训练需要长期坚持才能维持效果，定时门诊回访评估也是非常重要的。

一、脊髓损伤患者怎样进行居家呼吸训练

1. 家庭宣教

患者和家属理解呼吸训练的重要性非常重要，呼吸训练需要长期锻炼、定期回访来维持效果，是一个持之以恒的过程。正确理解呼吸训练的重要性，才能使患者和家属充分重视，保证训练的持续性。

2. 体位改善

体位改善是呼吸训练的第一步。由于四肢瘫患者的反常呼吸模式，垂直体位会导致腹腔内容物下垂，膈肌停留在较低位置，降低膈肌移动会产生胸膜腔内负压效应。所以，在脊髓损伤致四肢瘫的患者，体位应维持在15°仰卧位，可增加6%的肺活量；须定期翻身改变体位，以防压疮及肺部感染。而非四肢瘫的患者，由于胸廓扩张幅度减小、外周肌肉活动水平降低，仰卧位比垂直体位（不倚靠坐位、站立位）心肺输出水平约少20%，应早日向垂直体位过渡。对于早期体能、运动功能水平较差的患者，从仰卧位向坐位过渡，减少卧位时间，增加靠坐时间，就是一种增加心肺输出的训练。可以从每次靠坐位维持20分钟开始，逐渐增加，单次坐位超过30分钟应进行减压措施，每日3~4次，以防压疮等皮肤并发症。能维持坐位的患者，注意疲劳度，定时坐位减压。尽量减少卧床时间，增加离床活动时间。体位改善的步骤如下：床边坐位适应、轮椅适应、床周10米活动、2~3小时离床活动、4~6小时离床活动、接近正常健康人的7~8小时离床活动及社区活动。

3. 肺部分泌物清除

通过主动循环呼吸技术结合有效咳嗽，帮助患者在有效清除支气管分泌物、改善肺功能的同时，不加重低氧血症和气流阻塞。

（1）主动循环呼吸技术：包括呼吸控制、胸廓扩张运动和用力呼气，三种技术可灵活组合。①呼吸控制：介于胸廓扩张和用力呼气间，使用

类似膈式呼吸模式进行放松的潮式呼吸（呼吸控制与下胸廓扩张不同，不要求尽力呼吸，患者以自身呼吸深度、速度完成即可），要求患者尽可能放松上胸、肩部，多利用下胸部，用以调整呼吸频率、防止疲劳。②胸廓扩张运动：患者进行膈式吸气，强调吸气动作，经鼻吸气，吸气末屏气3秒，完成被动呼气。③用力呼气（呵气）：全程张大嘴、快速用力呼出气体1~2次（如同擦玻璃般发出"ha"的气流声）。一般每组训练选择为胸廓扩张运动+呼吸控制+用力呼气，最后结合有效咳嗽排除分泌物。

（2）有效咳嗽：经鼻膈式呼吸吸气，充分扩张肺部，吸气末屏气3秒，腹肌向心性收缩增加腹压，完成咳嗽。胸10以上脊髓损伤的患者往往无法较好地运用腹肌完成有效咳嗽，在确认无腹腔出血及腹压增高（肠梗阻、高度尿潴留）的情况下，可在吸气末用手给腹部向上向内加压（上肢运动功能保留的患者可自主加压或环抱枕头加压，无法自己完成的患者可在治疗师的辅助下完成），通过腹部加压增强咳嗽效能。

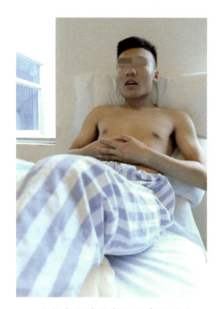 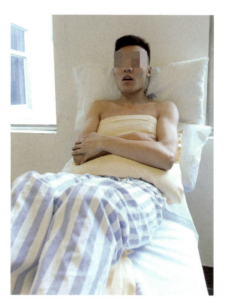

吸气末用手腹部加压有效咳嗽　　　借助枕头加压有效咳嗽

第三章　脊髓损伤居家康复训练

患者可先进行主动循环呼吸技术，再交替 5~8 次有效进行咳嗽，形成组套训练，完成肺内分泌物清除。上述训练可每日进行 2~3 次，每次 3 组，每组 8~10 个动作，每组间适当休息，防止呼吸肌疲劳。

4. 呼吸训练

呼吸训练包括放松体位下的膈式呼吸和下胸廓扩张（呼吸控制）。为了更好地扩张肺部，可使用仰卧位进行训练，仰卧位 30° 时，由于腹部内容物及腹压增高，可较好地激活膈肌，加深呼吸效应。能维持垂直体位的患者，可在辅助坐位、站位下完成，增加心肺输出。在垂直体位训练时，患者需注意放松肩背部肌群，以防变成上胸呼吸模式。

（1）膈式呼吸：经鼻深吸气，吸气时鼓起腹部，同时扩张胸廓；呼气时缩唇缓慢呼出，腹部向下收缩。患者一手置于胸部，一手置于上腹部（也可由治疗师辅助完成），吸气时上腹部的手上顶，帮助呼吸更深。要注意鼓腹的目的是下降拉平膈肌，帮助加深吸气，所以，吸气时不仅腹部鼓起，胸廓也须扩张。上述训练每日进行 2~3 次，每次 3 组，每组 15~20 个呼吸，每次吸气末可进行 2~3 秒屏气。

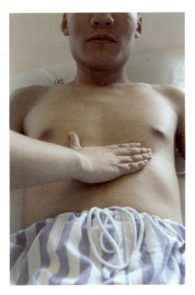
膈式呼吸——鼓腹

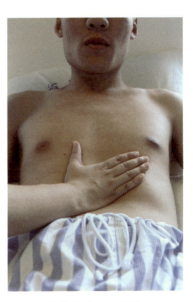
膈式呼吸——收腹

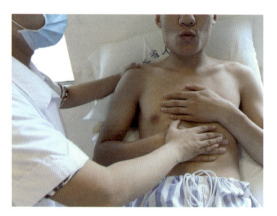

辅助膈式呼吸

（2）下胸廓扩张：由于重力和体位原因，患者易出现下肺不张情况或痰液沉积，下胸廓扩张引起下肺舒缩非常重要。同样进行膈式呼吸，鼻吸口呼。治疗师将手置于患者下季肋区，患者吸气时用力顶手，将下胸廓鼓起。上述训练每日进行2~3次，每次3组，每组15~20个呼吸，每次吸气末可进行2~3秒屏气。

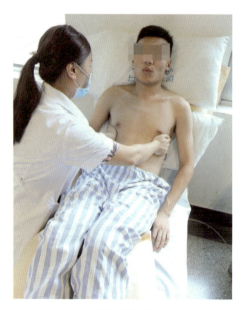

下胸廓扩张

第三章 脊髓损伤居家康复训练

5. 增加肺容积

可使用激励式肺量计进行过度通气性训练，训练时具有视觉反馈效应，有助于提高疗效。但训练时注意疲劳度，不可耸肩或过度补吸，以免诱发上胸呼吸模式恶性循环。

激励式肺量计训练的目的是通过过度通气达到肺容积增加、预防肺不张，要求以低流速吸气，吸气时间尽量长。根据视觉刺激尽量达到目标流量或更高流量。吸气时要求患者口唇完全包裹吸嘴，不要漏气（气管切开者可使用连接管把训练器直接连接至切管口），吸气时间尽量长。先关注流速浮标（图中的黄色浮标），使其尽可能维持在最低流速格内；再关注流量浮标（图中的白色浮标），通过视觉刺激，努力延长吸气时间，尽量达到相应年龄的目标流量值。

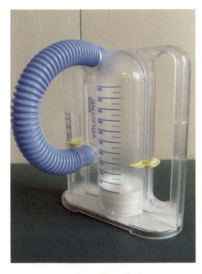
激励式肺量计

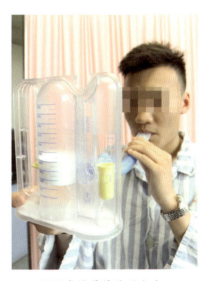
激励式肺量计使用方法

6. 提高胸廓顺应性训练

胸廓顺应性训练包括旋转颈椎和胸椎、伸展胸椎、侧弯胸椎和伸展肋间肌、伸展中段胸椎、被动伸展前肩肌和胸部肌肉、交替摸背等。操作如下图，每日进行1~2次，每次每组动作6个，在伸展终末端维持5~10秒。

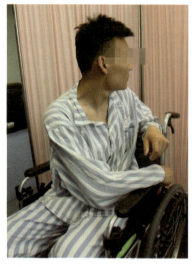
旋转颈椎和胸椎

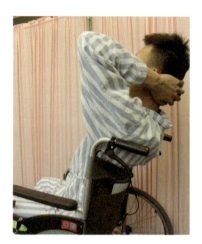
伸展胸椎

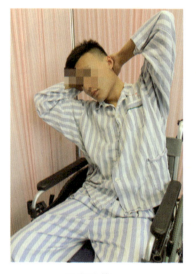
侧弯胸椎

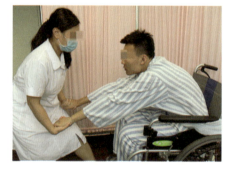
被动伸展前肩肌和胸部肌肉

7. 舌咽式呼吸

高位脊髓损伤患者可使用舌咽式呼吸以提高肺容积，清除呼吸道分泌物。舌咽式呼吸分为3个阶段：①扩大喉腔，压低会厌软骨，将舌放平、舌尖触牙内面，保持此开放姿势3~5秒。②保持喉部开放（口腔内空间不变），闭唇。③如青蛙吞虫般，使口腔底部上升至正常位置，吞下气体至喉部。上述训练每日进行 2~3 次，每次 3 组，每组 8~10 个呼吸。

8. 家庭辅助及辅助器具使用

高位脊髓损伤患者常给予佩戴弹性腹带（减少直立性低血压发生、辅助呼吸），肺部物理因子治疗（结合体位引流的拍背或震动排痰机、呼吸电刺激 – 体外膈肌起搏器），辅助排痰仪器（如 Flutter、Acapella 等），长期通气护理，适当补充体液和进行气道加湿等治疗手段。

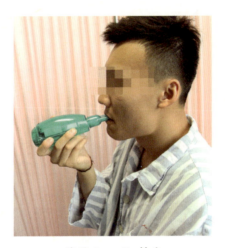

使用 Acapella 排痰

急性期肺部感染或高位脊髓损伤患者，可每日进行结合体位引流的拍背（使呼吸较弱、影像学检查发现分泌物多的一侧肺部高于肺门），帮助排痰。有一定条件的高位脊髓损伤患者，可选择振动排痰机完成。

若患者脊髓损伤平面较高或有效咳嗽完成不佳，家属可进行辅助咳嗽。通过对胸廓直接施加向内、向上的压力，帮助患者膈肌收缩，取代腹肌及肋间肌工作。可以通过患者咳嗽声音大小调整外力强度。注意避免过度用力以防骨折。对有持续便秘、腹胀（肠梗阻可能性）的患者，应避免对腹部施压。辅助咳嗽前，调整患者体位，以仰卧位 30° 以上为宜。颈椎稳定性较差的患者须对颈部进行固定，并人为控制好肩关节。患者双手中立位放置于胸廓两侧，家属双手置于患者两侧下季肋区侧前面。在患者用力咳嗽时,家属双手向内、向上对患者胸廓进行施压;患者若上肢可以活动,也可自主以"叉腰样"动作对胸廓进行施压。

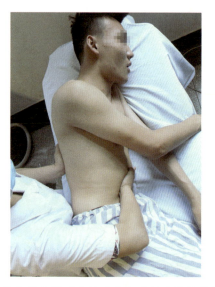

侧卧位单人辅助咳嗽(患者咳嗽效能较低)

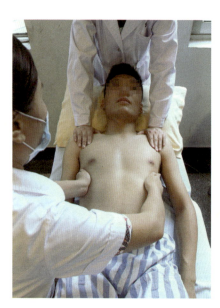 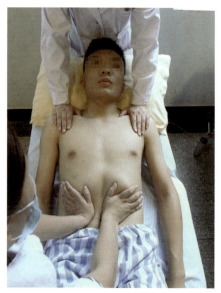

仰卧位双人辅助咳嗽(患者咳嗽效能非常低)

第三章　脊髓损伤居家康复训练

患者痰液黏稠较难咳出时，可适当补充体液（合理饮水计划）或气道加湿、加温（可通过患者15分钟鼻吸水蒸气完成）来稀释痰液。

使用呼吸机或高位脊髓损伤的患者（膈神经完整）可使用体外膈肌起搏器进行呼吸训练。刺激电极置于胸锁乳突肌下端外缘1/3处与锁骨上窝连接点，辅助电极置于锁骨中线与第2肋间连接点。上述训练每日进行1~2次，每次20~30分钟。

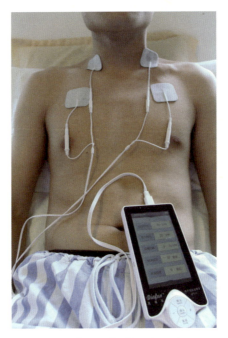

使用体外膈肌起搏器辅助呼吸

家庭呼吸机通气患者应定期门诊回访，达到脱机条件应及早脱机。不能脱机时应注意呼吸机各管道及气管切口的清洁护理。

二、呼吸训练的注意事项有哪些

（1）患者出现眩晕症状，血压低于70/40毫米汞柱或收缩压降低10毫米汞柱，应终止训练。

（2）出现自主神经过反射症状时应终止训练。

（3）出现明显胸闷气短引起不适时应终止训练。

（4）训练不应出现任何疼痛情况，包括胸痛、皮肤压痛、骨关节痛等。

（5）定时转换体位或进行皮肤减压。

（6）呼吸训练时要排除外伤导致的肋骨骨折不稳定（通常气血胸等问题出院前已解决）、腹腔压力过大（肠梗阻）等问题。

（7）呼吸训练需注意连续性，每组动作间休息时间不宜超过5分钟。但也不可过度训练，防止呼吸肌疲劳（明显5个呼吸以上气短气急、短暂休息不能恢复）。

（8）进行呼吸训练时，应选取患者觉得放松舒适的体位进行，帮助肺充分扩张，同时预防疲劳。

（9）定期记录训练情况，及时门诊回访，评估当前肺功能，调整训练计划。

（茅　矛）

第四章 脊髓损伤并发症的居家护理

第一节 脊髓损伤患者皮肤居家护理

压疮是脊髓损伤患者的一个灾难性并发症,以复杂、难以愈合的慢性伤口为临床特征。持续地影响患者健康状况、生活质量,甚至会导致严重感染,乃至死亡。各级医院皮肤护理管理小组陆续建立,有效降低了院内压疮的发病率。有压疮风险者出院后,由于家属缺乏相关护理知识,压疮风险人群的压疮发病率仍处于很高水平,因此,脊髓损伤患者的居家皮肤护理尤为重要。

压疮是皮肤或皮下组织由于压力,或者复合有剪切力或(和)摩擦力作用下而发生在骨隆突处的局限性损伤。其主要发生在骨隆突部位,以骶尾部最常见,足踝部、肩胛部亦有可能发生。

一、压疮的分期

1. 一期压疮

骨隆突处的皮肤完整伴有压之不褪色的局限性红斑,与周围相邻组织相比,受损部位有疼痛、硬块,表面变软、发热或冰凉,皮肤颜色变深,可能无明显的苍白改变,但其颜色可能与周围组织不同。

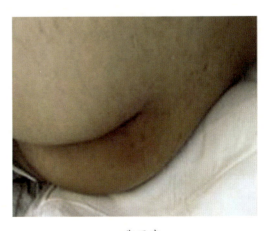

一期压疮

2. 二期压疮

受损部位部分皮层缺失，表现为一个浅的开放性溃疡，伴有粉红色的伤口床，无腐肉，也可能表现为一个完整的或破裂的血清性水疱。

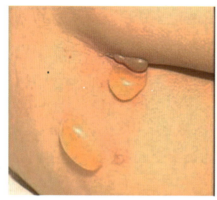
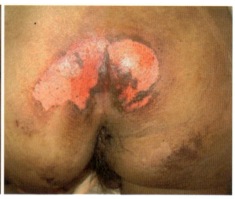

二期压疮

3. 三期压疮

受损部位全层组织缺失，可见皮下脂肪暴露，但骨头、肌腱、筋膜未外露。有腐肉存在，但组织缺失的深度不明确，可能包含有潜行和窦道。

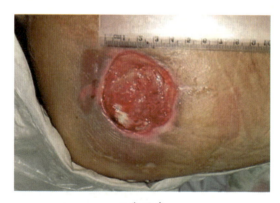

三期压疮

4. 四期压疮

受损部位全层组织缺失，伴有骨、肌腱或肌肉外露，伤口床的某些部位有腐肉或焦痂，常常有潜行或窦道。

第四章　脊髓损伤并发症的居家护理

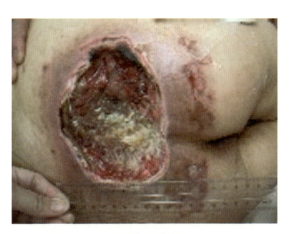

四期压疮

5. 难以分期的损害

受损部位全层组织缺失，溃疡底部有腐肉覆盖（黄色、黄褐色、灰色、绿色或褐色）或伤口床有焦痂附着（碳色、褐色或黑色）。

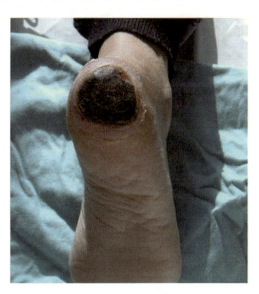

难以分期的损害

6. 可疑的深部组织损伤

受损部位皮下软组织受到压力或剪切力的损害，局部皮肤完整但可出现颜色改变，如紫色或褐红色，或导致充血的水疱。与周围组织比较，受损区域的软组织可能有疼痛、硬块，有黏糊状的渗出以及潮湿、发热或冰冷。

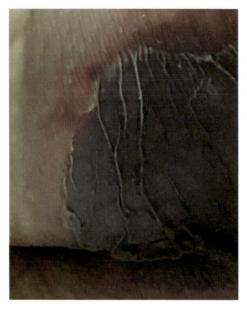

可疑的深部组织损伤

二、如何预防压疮

在居家环境中，皮肤护理主要是预防压疮，"预防压疮发生"被一致认为是最经济的压疮护理方法，因此必须做到以下几点。

（1）宣传教育：主要照护者及患者需要了解预防压疮相关知识，重视压疮的预防。照护者感到压疮的后果越严重，照护行为就会越好，也会更积极主动、任劳任怨地为患者提供正确护理，避免严重后果的发生。

（2）增强营养：不可以为了防止大小便侵蚀皮肤而有意控制患者的饮食量，每日应给予营养丰富的饮食，保证患者每日所需，充足的营养能够增强皮肤的抵抗力。

第四章　脊髓损伤并发症的居家护理

（3）保持床铺清洁平整、无皱褶：及时整理床铺，翻身时清理拉平床单，保持床铺上无渣屑、无皱褶，并给患者臀部垫好多层尿布或一次性尿布，以防尿湿床铺。患者大小便后及时清理更换，保持床单干燥，防止皮肤受湿而破损。出汗多或容易潮湿部位，清洁干净即可，勿用爽身粉等粉剂，避免其堵塞毛孔。也可以采用气床垫，气床垫一般质地柔软、手感好、厚度足，在各种温度下性能都不会改变，可有效预防压疮。

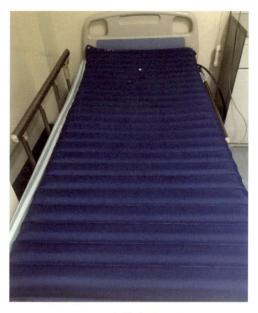

气垫床

（4）勤翻身，减轻局部皮肤长期受压：脊髓损伤患者应 1~2 小时翻身 1 次。为保持患者局部固定，躯干不弯曲，不扭转，采用浴巾翻身法（浴巾比床单柔软，并有一定拉力，患者感觉更舒适），在患者床单上铺两条浴巾，护士提拉浴巾兜住患者转向一侧，然后将枕垫垫至患者腰背部，充分暴露患者骶尾部，起到预防压疮的作用。翻身时应用 R 形 30° 斜侧卧位垫枕、枕头等支撑患者，患者两膝和两踝之间应放置软枕以避免其受压。

（5）使用防压疮器具：为了预防压疮，可以使用防压疮器具，包括合适的减压敷,如泡沫敷料、液体敷料等,一般在患者骨突部位垫减压垫。值得注意的是泡沫敷料并不能减少局部压力,但可以减少局部的剪切力和摩擦力。因此,这些预防措施并不能代替翻身,但翻身的时间可依据气垫床的优劣适当延长。不可使用闭环状物及灌水的手套作为减压装,发红处的皮肤禁用酒精按摩。

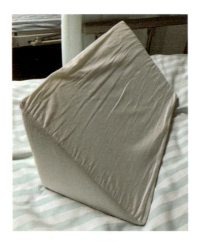

R 形枕

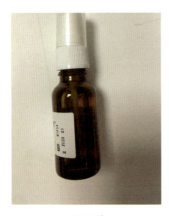 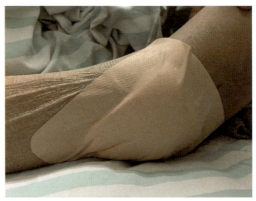

液体敷料　　　　　　　泡沫敷料

（6）避免床头抬高超过30°：床头抬高超过30°会增加坐骨结节处的压力而形成剪切力。

第四章　脊髓损伤并发症的居家护理

（7）严禁使用热水袋保暖及热水泡脚：脊髓损伤患者，损伤平面以下感觉丧失，使用热水袋很容易烫伤，且烫伤后的创面很难愈合，因此，严禁使用热水袋保暖及热水泡脚。对于一些液体外渗引起的肢体肿胀，应禁用热敷，一般采用1%硫酸镁进行湿敷，减少皮肤损伤。用便盆时应抬高患者臀部，不可硬塞、硬拉，可在便盆上垫软纸或布垫，不用掉瓷或有裂痕的便器，以防擦伤皮肤。

（8）使用轮椅时预防压疮的技巧：患者损伤平面以下的运动、感觉功能丧失，需要坐轮椅进行日常生活活动。使用轮椅时，注意清除座椅上异物，保持坐垫平整，消瘦患者可使用辅助器具，减轻皮肤压力，如使用轮椅垫。对长时间坐轮椅的患者定时进行臀部减压，即患者用双手支撑轮椅扶手，将臀部抬离椅面，每30分钟进行1次，每次3~5秒；如果双手无力，身体先向一侧倾斜，让臀离开椅面，再向另一侧倾斜；还可在陪护人员保护下，身体向前倾靠30~60秒进行臀部减压。在使用轮椅转移过程中，要给患者穿好鞋袜以保护足部，避免碰到障碍物受伤。

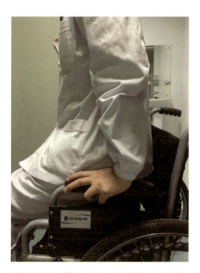
双手支撑轮椅扶手，将臀部抬离椅面

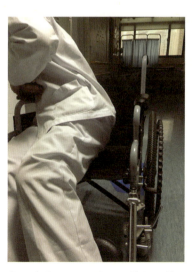
身体先向一侧倾斜，让臀离开椅面

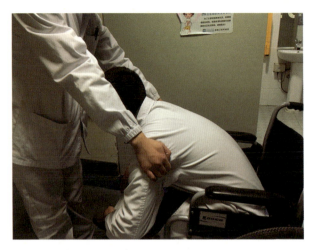

身体向前倾靠30~60秒进行臀部减压

（9）其他辅助器具使用：由于损伤后脊髓自我修复能力差，大多数患者遗留不可逆的功能障碍，需使用康复辅助器具补偿或代偿部分功能，协助他们进行日常活动。常见的辅助器具有生活辅助器具、压力袜、矫形器等，在使用过程中，如果不注意皮肤的保护及预防，极易形成压疮，造成深部组织损伤，从而影响患者的康复，因此，预防极为重要。使用的辅助器具一定要到正规医院或康复机构进行配置购买；使用时严格按治疗师的指导正确穿戴，骨突部位可以贴泡沫敷料或水胶体敷料预防压疮；使用过程中定时查看皮肤有无发红现象，若出现皮肤发红，必须及时脱下辅助器具，消除引起压疮的因素。

三、对已经发生压疮的居家患者怎样进行皮肤护理

若患者已发生压疮，护理的重点则为预防新的压疮发生和选择最佳的伤口护理方法。以上的预防措施仍需进行，预防新的压疮产生；对于已经产生压疮的患者，可以根据压疮的程度及分期进行护理。

（1）一期压疮的护理：只要避免压疮部位再次受压，即可恢复。

（2）二期和三期压疮的护理：可将红霉素软膏和三七粉两种药物联合使用，促进伤口愈合。具体方法：二期压疮用0.9%氯化钠溶液

第四章　脊髓损伤并发症的居家护理

冲洗干净，待干后用药；三期压疮先用碘伏消毒疮面周围皮肤，清除局部坏死组织和脓性分泌物，用双氧水冲洗创面，然后用0.9%氯化钠溶液清洗，待干后，涂上约0.3厘米厚度红霉素软膏，再将三七粉均匀敷在创面上，用无菌纱布或泡沫敷料覆盖。每天换药2次，直至创面有新鲜肉芽组织生长。红霉素软膏无刺激性，三七粉为中药制剂，两种药物联合使用可在短时间内控制创面感染，经济方便，无异味，易于被患者接受。

（3）四期压疮的护理：四期压疮为坏死期，局部往往存在腐肉、结痂、坏死的骨膜、肌腱、死骨外露等，若坏死组织清除不及时，不仅伤口无法从炎症期顺利进入到肉芽组织生长期和上皮移行期，还会引发脏器功能的衰竭。因此，若为四期压疮或不能判断的，最好去专科医院或综合医院的皮肤科进行就诊，寻求帮助，或在专业人士指导下进行处理。

四、常用的清创方法有哪些

（1）外科清创：用手术刀、剪或超声刀直接切除痂皮及坏死组织，可有效缩短伤口的清创期。但有出血倾向、服用抗凝剂、组织灌注不足、免疫系统疾病、临终等患者不适合此类操作，此类操作应在医院进行。

（2）机械性清创：可以使用冲洗器、注射器、输液器等直接冲洗伤口，或用湿纱布浸泡、机械性洗刷等方法去除坏死组织。

（3）自溶清创：应用半封闭或全封闭敷料覆盖伤口，伤口渗出液中的白细胞及蛋白溶解酶将创面上无活性的坏死组织水化和溶解、破坏，从而达到清创的目的。此方法在四期压疮患者伤口床准备中应用广泛，可选择的敷料有水凝胶、藻酸盐、水胶体、透明贴、泡沫等，有炎症时可加银敷料。若出现痂下积脓及周边皮肤红、肿、热、痛等感染征象时，应及时切除坏死组织。自溶清创常见的误区是不恰当地使用水凝胶和水胶体等湿性敷料，当创面渗出液多时，使用此类敷料组合很快就会脱落，频繁换药造成伤口愈合缓慢，此时应选择藻酸盐、

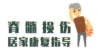

亲水纤维、水胶体或泡沫等敷料，也可使用藻酸盐银或亲水纤维银等敷料，以及泡沫银等多个组合。此组合可加大渗液吸收，延长换药间隔，加速自溶与伤口愈合。

五、水疱如何处理

（1）小水疱：注意保护，可用水胶体敷料。

（2）大水疱：使用无菌注射器抽出疱内液体，挤出疱液，早期保留疱皮，用水胶体敷料。

六、感染类伤口如何处理

感染类伤口表现为伤口有恶臭，有脓性分泌物。常用双氧水、甲硝唑等溶液冲洗后生理盐水清洗纱布擦干，内层多选择含银抗菌敷料。

七、伤口潜行与窦道如何处理

如果伤口有潜行与窦道，必须彻底清创，潜行与窦道内的渗液引流出，及时更换敷料。伤口外口过小或开口不在低位者必要时行扩创或对口引流，确保体位引流，渗液多外口敞开者选用藻酸盐敷料填塞至底部，松紧合适，以填塞至70%~80%为宜。

八、伤口肉芽水肿如何处理

伤口肉芽水肿表现为伤口肉芽组织水肿、柔软、突出伤口床，外观浅红或略苍白，也有少数鲜红色或伴有渗液，临床处理可选用高渗盐水敷料（美盐）、10%氯化钠纱布、碘纺纱布等抑菌、刺激促进肉芽脱水。临床证实泡沫敷料对水肿肉芽的处理也有满意的效果。

九、伤口渗液较多如何处理

目前提倡湿性愈合，但不是越湿越好，而要把握好适当湿度。伤口在高渗出期时，需要使用强吸收渗液敷料，如藻酸盐、亲水纤维、

第四章 脊髓损伤并发症的居家护理

泡沫等；为了避免渗液可能造成的伤口周边皮肤浸渍、皮疹或湿疹样改变等，可使用皮肤保护膜涂抹，常用的有 3M 液体敷料和赛肤润液体敷料。

十、伤口换药的频率和使用的敷料

同一个伤口在不同时期换药频率是不同的，同一个伤口在相同时期使用不同的敷料组合，换药所需间隔时间也是不同的。一般清创术后或切开引流术后 24 小时换药；伤口渗出较多、炎症较重，已使用了吸收渗液及抗菌敷料，如亲水纤维银或藻酸盐银等，换药间隔 2～3 天；内层敷料使用的藻酸盐、亲水纤维或脂质水胶等敷料，外层使用开放式敷料包扎，换药间隔为 3～4 天。若伤口渗液及炎症得以很好的控制，开始使用密闭敷料，换药间隔可以为 1 周。延长换药间隔，伤口愈合速度就可明显加快。换药常用的敷料有以下几种：

（1）纱布：透气，无菌纱布覆盖能保持创面周围的干燥与清洁。

（2）水胶体敷料（溃疡贴、透明贴、水胶体油纱）：高含水量的亲水性聚氨酯聚合物，可持续往伤口释放水分，创造伤口愈合理想的水分环境，自动调节伤口的湿润程度。当伤口有干燥的腐肉时，即有坏死组织与细菌的混合物，必须要清除掉才能使伤口顺利愈合，使用水胶体敷料可以软化腐肉，方便下一步清创。水胶体敷料也可以用于渗液较少的肉芽期与上皮期。

（3）泡沫敷料（渗液吸收贴）：主要以吸收渗液为目的，独特的负压引流作用可以确保与创面的完全接触，快速引流，中、重度渗出的伤口使用泡沫敷料较适宜。

（4）银离子类敷料（拜耳坦银、藻酸盐银）：银离子没有耐药性，只对细菌有效，能有效对抗细菌、霉菌和病毒。可以对感染性压疮患者的创面细菌有效控制，使患者压疮在愈合过程中保持良好环境。银离子抗菌敷料是用来预防和处理伤口感染的，但长期使用有轻微的伤口着色现象，可用生理盐水清洗消除。

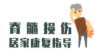

（5）藻酸盐敷料（藻酸盐填充条、藻酸盐片状敷料）：是一种天然纤维素，为一种天然高分子材料，对人体无任何毒性。藻酸盐敷料接触到伤口渗出液后，能形成柔软的凝胶，为伤口愈合提供理想的湿润环境，促进伤口愈合，缓解伤口疼痛。适用于有中－重度渗出物及有腔隙的伤口。

总之，脊髓损伤患者的皮肤护理关键是预防，因此，定时翻身，解除长时间受压是最基础的措施，切记任何辅助器具都不能替代翻身。如果发生压疮，预防同样非常重要，正确的伤口处理也是必须掌握的技巧。

（刘　萍）

第二节　脊髓损伤后痉挛的居家管理

一、什么是脊髓损伤后痉挛

脊髓损伤后痉挛是指由于脊髓损伤而导致的感觉运动控制障碍，表现为间歇性或持续性的肌肉不自主的运动，是脊髓损伤常见的并发症之一。脊髓损伤后痉挛表现为：

1. 阵挛

牵伸触发的不自主节律性肌肉收缩，可对步行、转移、坐立和护理产生干扰，如踝阵挛。

2. 肌痉挛

躯体或内脏受到刺激反应时，肌肉突然出现不自主的运动，常累及多个肌肉群和关节。

二、痉挛产生的影响

痉挛可导致疼痛、抽搐而影响睡眠；使患者难以进行转移活动或改

第四章 脊髓损伤并发症的居家护理

变体位，坐位及行走困难；严重的痉挛使患者难以完成手部、腋下、肘部和隐私部位的清洁卫生；痉挛还可影响直肠、膀胱的护理及性功能；长时间痉挛还可导致关节挛缩等。

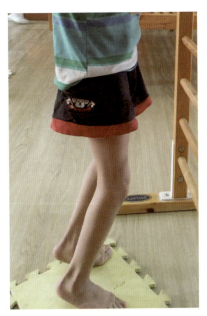

关节痉挛

三、痉挛有哪些诱发和加重因素

加重痉挛的因素：各种疼痛；皮肤病变，包括压疮、足趾嵌甲、皮肤感染；各种情绪激动和紧张；各种内脏器官疾病的发作，如尿潴留、泌尿系统感染、便秘；设备不适合，如座位不合适、矫形支具不合、鞘内巴氯芬泵损坏；抗痉挛药物的快速停用；深静脉血栓、应激、损伤等都可以诱发或加重痉挛。

四、脊髓损伤常见的痉挛肌群

（1）大腿内侧肌肉（内收肌）痉挛：导致会阴部清洁困难或剪刀步态。

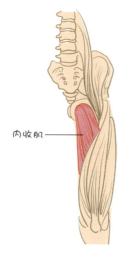
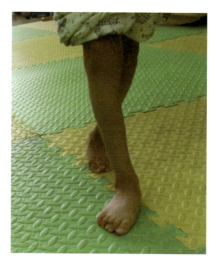

大腿内收肌痉挛

（2）大腿后部肌肉（腘绳肌，包括半腱肌、半膜肌和股二头肌）痉挛：导致膝关节不能伸直，坐位困难，步行时呈屈膝步态。

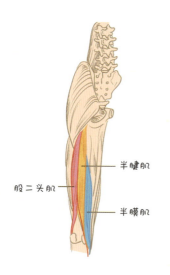
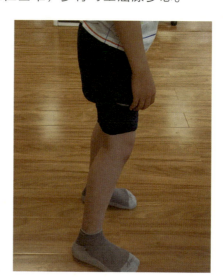

腘绳肌痉挛

（3）小腿后面肌肉（小腿三头肌）痉挛：导致步行时足下垂，甚至足跟不能落地，或落地时脚踝不自主抖动。

第四章 脊髓损伤并发症的居家护理

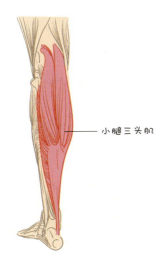
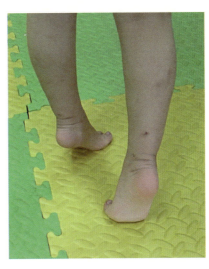

小腿三头肌痉挛

（4）骨盆前面与大腿交界处肌肉（髂腰肌）痉挛：导致患者屈髋屈膝，步行时身体前倾。

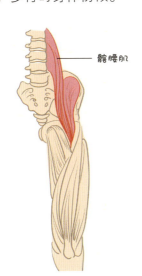
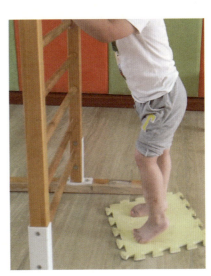

髂腰肌痉挛

（5）大腿前面肌肉（股四头肌）痉挛：可以支撑体重，但步行时屈膝困难，甚至造成膝过伸。

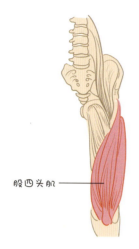
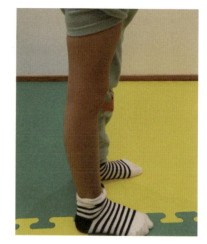

股四头肌痉挛

五、痉挛的居家治疗

1. 自我牵伸

屈膝关节、踝关节，屈髋肌、内收肌。

2. 热疗

可用热毛巾、暖宝宝或泡热水（温度以 42℃为佳）等热疗的方式热敷痉挛处，达到缓解痉挛的目的。

3. 运动

站立可对髋关节屈肌、膝关节屈肌和踝关节跖屈肌产生另一种形式的静态牵张，所以，居家可采用起立床站立来缓解痉挛。

六、痉挛的医院治疗

1. 非药物治疗

电刺激拮抗肌（如小腿三头肌痉挛，刺激胫前肌）、体外冲击波治疗、全身震动、重复经颅磁刺激等。

2. 药物治疗

（1）口服抗痉挛药物治疗：从小剂量开始应用，逐渐增加剂量。

第四章　脊髓损伤并发症的居家护理

应周期性评估药物的治疗效果，倘若无效应逐步减量至停药，避免突然停药时痉挛的反弹。服用药物的时间和剂量必须根据患者的生活方式而调整。可以步行的患者白天可以低剂量应用抗痉挛药物，因为站立和步行有利于缓解痉挛；改变姿势时痉挛常会加重，所以，睡前可服用一次抗痉挛药物（表4-1）。

表 4-1　常用口服抗痉挛药物

药物	适应证	剂量	副作用
巴氯芬	脊髓损伤后引起的各部位痉挛，为最佳口服抗痉挛药物	起始剂量：5毫克，每日3次；滴定增加：每周5~10毫克；最大剂量：每日90~120毫克，分3次给药；肾衰竭时剂量应减小；减量：每周15毫克	肌肉无力，困倦，头晕，性功能障碍，尿失禁；撤药症状包括痉挛反弹、癫痫和出现幻觉；妊娠期慎用
替扎尼定	巴氯芬不能耐受或无效时的治疗	起始剂量：睡前2毫克；滴定增加：每周2毫克；最大剂量：每日36毫克，分3~4次给药；减量：每周4毫克	口干，胃肠道反应，低血压，急性肝炎。监测肝酶水平
丹曲林	巴氯芬不能耐受或无效时的治疗	起始剂量：每日25毫克；滴定增加：每周25毫克；最大剂量：100毫克，每日3~4次；减量：每周25毫克	肝毒性，肌肉无力，头晕和腹泻。监测肝酶水平
加巴喷丁	痉挛伴有疼痛	第1天：300毫克，每日1次；第2天：300毫克，每日2次；第3天：300毫克，每日3次；根据治疗反应，每2~3日增加300毫克，最大剂量每日为3600毫克	体重增加，胃肠道反应，意识障碍，抑郁、性格改变（尖刻有敌意），睡眠障碍。需要监测心电图，因可引起QT间期延长

注：①巴氯芬对脊髓损伤患者是疗效最好的口服抗痉挛药。②苯二氮䓬类的效果与抗痉挛药物相似，但副作用更多；嗜睡和行为上的副作用限制了苯二氮䓬类在白天的使用。氯硝西泮可治疗夜间肌痉挛，起始剂量为夜间250微克，最大剂量为1毫克。痉挛的减轻常会暴露出肌肉无力。

（2）肉毒毒素治疗：肉毒毒素注射痉挛肌，可通过阻滞神经肌肉接头乙酰胆碱的释放而减轻局部痉挛。目前在国内使用的肉毒毒素包括获得批准的A型肉毒毒素（Botox，美国；衡力，兰州）。注射后3~7天起效，4~6周达到峰作用，12周后作用减弱。如有需要，可计划每隔12周进行再次注射。肉毒毒素的副作用包括口干、注射部位疼痛、呼吸道感染、肌肉无力、尿失禁、发热和疼痛等；偶见短暂性吞咽障碍，有时需要鼻饲营养。肉毒毒素治疗痉挛是神经康复项目的组成部分。肉毒毒素治疗后辅助性干预如连续性石膏、冲击波等，可最大限度地改善痉挛患者的临床结局。

（陆　晓）

第三节　静脉血栓的预防

一、什么是静脉血栓

静脉血栓有两种表现形式，一是血栓性静脉炎，以静脉壁炎症为首发而血栓形成为继发；二是静脉血栓形成，是以血栓形成为首发而静脉壁炎症为继发。静脉血栓以下肢深静脉血栓最常见，浅静脉血栓、下腔静脉血栓、上肢静脉血栓和血栓后综合征相对少见，故下文主要以下肢深静脉血栓 进行描述。

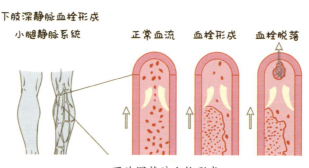

下肢深静脉血栓形成

第四章　脊髓损伤并发症的居家护理

深静脉血栓（DVT）是血液在深静脉内不正常凝结引起的静脉回流障碍性疾病，多发生于下肢。血栓脱落可引起肺动脉栓塞（PE），两者合称为静脉血栓栓塞症（VTE）。深静脉血栓常导致肺动脉栓塞和血栓后综合征（PTS），严重者显著影响患者生活质量，甚至导致死亡。

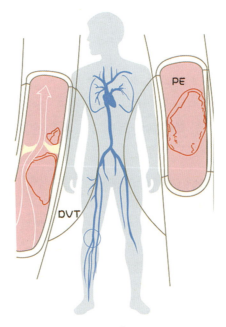

肺栓塞

二、脊髓损伤后为什么会形成静脉血栓

脊髓损伤患者常有严重创伤史，多经过脊柱复位、内固定、植骨融合手术，并且部分患者要进行复合伤手术治疗和功能重建术。深静脉血栓的主要原因是静脉壁损伤、血流缓慢和血液高凝状态。危险因素包括原发性因素和继发性因素。深静脉血栓多见于长期卧床、肢体制动、大手术、创伤后或有明显家族史的患者。脊柱损伤患者术后深静脉血栓发生率为2.7%~31%。在未采取任何预防措施的情况下，脊髓损伤患者深静脉血栓发生率高达81%，有文献报道甚至其发生率高达100%。

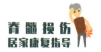

三、静脉血栓有哪些危害

脊髓损伤患者形成深静脉血栓后，只有少部分血栓局限于发生的部位或自行消失，大部分会扩展至整个肢体深静脉主干，可引起并发症，包括静脉炎后综合征、水肿、压迫性溃疡、深静脉血栓复发甚至肺栓塞。肺栓塞会出现胸闷、气短、憋气、咳血、胸痛、呼吸费力等，严重者突然晕厥，甚至猝死。同时在血栓机化、血管再通前影响综合康复治疗训练计划。深静脉血栓的预后较差，2年内死亡率为20%，8年内死亡率为31%。下肢深静脉血栓脱落可致肺栓塞等严重并发症，肺栓塞的早期死亡率为38.9%。急性脊髓损伤的患者约有15%发生深静脉血栓，其中约5%发生肺栓塞。脊髓损伤后前3个月肺栓塞发生率最高，慢性期深静脉血栓的发生率还不太明确。

四、腿肿就是静脉血栓形成吗

（1）心力衰竭及腿部静脉炎是造成腿部慢性（长期）肿胀的两大主因。据临床实践表明，静脉炎一般只会造成患者一侧腿部肿胀，而心力衰竭则会使两条腿都肿胀；静脉炎会引起肿腿疼痛，心力衰竭引起的肿腿则不会痛。

（2）心脏病、高血压、病毒感染或心瓣膜病变等疾病使心肌变得衰弱无力，心脏无法将血液顺利送入肺部，血液便开始倒流入静脉当中，然后逆流入肝脏，使得肝脏充血而肿胀起来。如果情形未见改善，最后血液会逆流至腿部的静脉里而形成腿部肿胀。

（3）严重肾脏疾病患者，全身各处都会出现肿胀，腿部、面部或手指无一幸免。之所以会发生全身性肿胀，是因为蛋白质从尿液流失太多。

（4）较严重肝病的后期阶段，会因两种机制而引起腿部肿胀。一种是因为肝细胞受到破坏而无法制造足够的蛋白质，所造成的结果就像肾脏病变致使蛋白质流失所引起的状况一样，为了平衡血管内外蛋白质含量，血液里的液体会流入组织内而造成组织肿胀。另一种就是肝脏有瘢痕，使得从腿部流往心脏的血液无法通过肝脏，造成血液逆流的现象。另外，腹腔里肿大的腺体或肿瘤也可能会压迫到静脉，造

第四章　脊髓损伤并发症的居家护理

成腿部肿胀。

（5）饥饿造成的腹部及腿部肿胀现象是因为饮食中缺乏蛋白质，造成血管里的液体渗出至组织中，当腹部肿胀时，就是腹腔里有此类的液体，这与肾脏、肝脏发生病变时引起的腿部肿胀机制相同。

（6）严重的甲状腺功能减退也会引起全身性身体水肿。形成此种症状的原因与前述肾脏及肝脏发生病变时的机制一样，都是机体为了平衡蛋白质在血管及组织内的含量，使得液体自血管中流出，进入组织内而引起肿胀。

（7）药物引起腿部肿胀：甲睾酮（常用于阳痿的治疗），长期使用糖皮质激素（治疗关节炎、气喘、癌症等）、雌激素、口服避孕药，某些抗抑郁剂（硫酸苯乙）、降血压药，甲基多巴以及治疗心脏血管病变的钙离子通道阻滞剂等。

（8）心包膜受到病毒或其他微生物感染，或心脏手术之后发生的病变，变得又厚又硬，就像是为心脏穿上一套甲胄一样，这种情形会阻碍心肌的正常收缩与舒张；造成血液无法充分流回右心室而逆流进入静脉，造成颈部静脉及腹部的肿大，最后造成腿部肿胀。

（9）如果面部和腿部同时都有肿胀，多见于甲状腺功能减退、某些导致全身性不适的过敏反应、心包病变压迫到心脏、旋毛虫感染（旋毛虫病）或肾脏疾病等。

（10）如果肿胀的腿部有棕色的色素沉着现象，尤其是沉着的位置是在脚踝周围时，则这种肿胀通常是慢性静脉曲张所造成的。棕色的色素沉着是由于血液经过血管壁进入附近的组织里所形成的。

五、静脉血栓形成的居家判断

1. 患肢肿胀

患肢肿胀的发展程度需每天用卷带尺精确测量，并与健肢进行粗细对照才可靠，单纯依靠肉眼观察是不可靠的。这一体征对确诊深静脉血栓具有较高的价值。

2. 压痛

静脉血栓部位常有压痛。因此，应检查小腿肌肉、腘窝、内收肌管及腹股沟下方的股静脉。

3. Homans 征

将患者踝关节被动背屈，可引起小腿肌肉深部疼痛，称为 Homans 征阳性。小腿深静脉血栓时，Homans 征常为阳性。这是由于腓肠肌及比目鱼肌被动伸长时，刺激小腿浅静脉引起。

4. 浅静脉曲张

深静脉阻塞可引起浅静脉压升高，发病 1~2 周后可出现浅静脉曲张。

严重的下肢深静脉血栓患者可出现股白肿，甚至股青肿。股白肿为全下肢明显肿胀、剧痛，股三角区、腘窝、小腿后方均有压痛，皮肤苍白，伴体温升高和心率加快。股青肿表现为患肢剧痛，皮肤发亮呈青紫色、皮肤温度低且伴有水疱，足背动脉搏动消失，全身反应强烈，体温升高，是下肢深静脉血栓最严重的情况，如不及时处理，可发生休克和静脉性坏疽。

深静脉血栓慢性期可发生血栓后综合征。其主要症状是下肢肿胀、疼痛，体征包括下肢水肿、色素沉着、湿疹、静脉曲张，严重者出现足靴区的脂性硬皮病和溃疡。血栓后综合征的发生率为 20%~50%。

六、怀疑自己患了静脉血栓，去医院需要做哪些检查

如果自己已经有以上可能形成静脉血栓的临床表现，请制动，不要挤压患肢，并紧急就医。深静脉血栓不能仅凭临床表现做出诊断，还需要辅助检查加以证实。

1. 血浆 D- 二聚体测定

D- 二聚体对诊断急性深静脉血栓的敏感性较高（>99%），血浆 D- 二聚体 > 500 微克/升（ELISA 法）有重要的参考价值。

2. 多普勒超声检查

多普勒超声对诊断深静脉血栓灵敏度、准确性均较高，是深静脉血

第四章　脊髓损伤并发症的居家护理

栓诊断的首选方法。

3. 螺旋 CT 静脉成像

螺旋 CT 静脉成像对诊断深静脉血栓准确性较高，可同时检查腹部、盆腔和下肢深静脉情况。

4. MRI 静脉成像

MRI 静脉成像能准确显示髂静脉血栓、股静脉血栓和腘静脉血栓。

5. 静脉造影

静脉造影对诊断深静脉血栓准确性高。

七、预防静脉血栓形成的药物

用于脊髓损伤患者的抗凝药物主要有肝素和华法林。肝素分为普通肝素、低分子肝素。在康复期，有血栓形成风险的患者，建议使用低分子肝素或华法林，时间可以延长至 3 个月。建议对运动不完全损伤患者每日用普通肝素 5000 国际单位抗凝 8 周。低分子肝素在术前 12 小时内使用增加出血风险，应于术后 12 小时后皮下注射预防剂量。依诺肝素可在硬膜外腔导管拔除 4 小时后应用；依诺肝素与其他药物预防作用相当，出血风险较低、安全。磺达肝癸钠 2.5 毫克，在术后 6~24 小时皮下注射，或硬膜外腔导管拔除 4 小时后给药；阿哌沙班 2.5 毫克，在术后 12~24 小时口服，每日 2 次，或硬膜外腔导管拔除 5 小时后给药；利伐沙班 10 毫克，在术后 6~10 小时口服，或硬膜外腔导管拔除 6 小时后开始给药。

建议脊髓损伤患者于伤后、术后次日晚给予低分子肝素钠 2500 国际单位皮下注射，第 3 天开始给予低分子肝素钠 2500 国际单位皮下注射，每日 2 次；或使用利伐沙班，于伤后、术后第 2 天口服 5 毫克，第 3 天口服 10 毫克，每日 1 次。在抗凝药物使用前，应用下肢血液循环泵预防深静脉血栓。脊髓损伤后使用抗凝药物的持续时间尚未形成一致性结论。

应充分权衡脊髓损伤患者的血栓形成风险和出血风险，存在高出血风险者慎用或不用抗凝药物。

随着新型抗凝药物的研发及应用，现有的抗凝药物在脊髓损伤患者治疗中均有应用，包括普通肝素（目前临床已减少应用）、低分子肝素、Ⅹa因子抑制剂类、维生素K拮抗剂、抗血小板药物。随着抗凝药物的研发及应用，预防使用时需参照说明书，注意对肾功能、肝功能损害患者需调整药物剂量，重视药物预防禁忌证、相对禁忌证。根据不同药物要求常规监测凝血相关指标，根据体质量调整剂量，准备发生出血时使用的急救药物。用药须遵医嘱，忌自行应用。

八、静脉血栓形成的居家预防

在家中使用加压弹力袜、间歇气压（又称循环驱动治疗）、肌内效贴等治疗，均可促进静脉回流，减轻淤血和水肿，是预防深静脉血栓发生和复发的重要措施。

1. 养成良好的生活习惯

（1）戒烟。

（2）保持低脂、高纤维清淡饮食。

（3）多饮水，特别是康复运动后注意及时补充水分，降低血液黏稠度，预防静脉血栓的发生。

（4）适当主、被动活动，促进血液回流

（5）预防便秘，多吃水果、蔬菜，必要时适当服用缓泻剂软化大便，在排便时降低腹腔压力，有利于血液的回流。

（6）平时衣着舒适，避免穿紧身衣。

2. 选择合适的弹力袜

（1）确定合适的弹力袜型号（小号S、中号M、大号L、加大号XL）：用软尺量出患腿的三个主要尺寸（厘米）：脚踝最细处周长、小腿肚最大周长、大腿最大周长，确定合适的号码。

（2）根据病变部位选弹力袜的长度：中筒袜（膝下）、长筒袜（大腿）、连裤袜。如果患者只是膝盖以下的部位有肿胀，穿中筒弹力袜即可；

第四章 脊髓损伤并发症的居家护理

如果患者膝盖以上的部位也有症状,需要穿长筒弹力袜或连裤型弹力袜。

(3)根据患者的腿部症状选择合适的弹力袜压力:一级低压预防型(压力20~25毫米汞柱),适用于静脉曲张、血栓高发人群的保健预防;一级中压治疗型(压力25~30毫米汞柱),适用于静脉曲张初期的患者。二级高压治疗型(压力30~40毫米汞柱),适用于下肢有明显静脉曲张并伴有腿部不适感的患者(如下肢酸胀、乏力、肿痛、湿疹、抽筋或发麻、色素沉着等)、静脉炎、妊娠期严重静脉曲张、静脉曲张大小隐静脉剥脱术后的患者,以及深静脉血栓形成后综合征的患者。三级高压治疗型(压力40~50毫米汞柱),适用于下肢高度肿胀、溃疡、皮肤变黑变硬、不可逆的淋巴水肿等患者。

3. 正确穿脱弹力袜

穿弹力袜的最佳时间是在早上起床之时,因为此时血液循环最畅通,肿胀尚未开始,或于穿弹力袜前先抬腿5~10分钟,使静脉血排空。若初期不适应紧绷者,可渐进式的穿着合适的紧度(避免失去耐心、轻言放弃)。因夏天湿热容易排汗,可事先抹些痱子粉在腿上,防止拉破袜子。

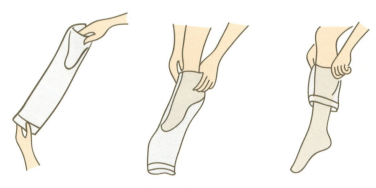

弹力袜穿脱方法

静脉曲张袜因具有高度压力,故比一般丝袜和弹力袜穿着困难。初次穿弹力袜者只需保持耐心多练习几次,按照反面提拉式比较,容易穿上:

(1)一手伸进袜筒,捏住袜跟的部位,另一手把袜筒翻至袜跟。

（2）把绝大部分袜筒翻过来、展顺，使脚能轻松地伸进袜头。

（3）两手拇指撑在袜内侧，四指抓住袜身，把脚伸入袜内，两手拇指向外撑紧袜子，四指与拇指协调把袜子拉向踝部，并把袜跟置于正确的位置。

（4）把袜子腿部循序往回翻并向上拉，穿好后将袜子贴身抚平。

特别注意在穿或脱弹力袜时，不要让钻饰或长指甲刮伤弹力袜。

4. 间歇气压治疗

间歇气压治疗是通过由远心端至近心端依次充气，将淤积的淋巴液推回血循环中，加速肢体静脉的血流速度，从而达到消除水肿的目的。还可以促进淤血静脉排空及肢体动脉灌注，预防凝血因子的聚集及对血管内膜的黏附，防止血栓形成。气压治疗仪能增加纤溶系统的活性，使用后能刺激内源性纤维蛋白溶解活性；加速新陈代谢，改善局部的血液循环。

禁忌证：①肢体重度感染未得到有效控制；②近期深静脉血栓形成；③大面积溃疡性皮疹；④有出血倾向者。

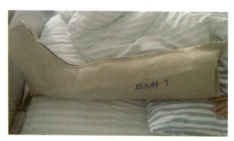

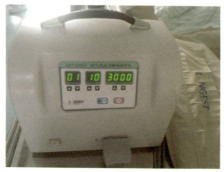

气压治疗

第四章　脊髓损伤并发症的居家护理

注意事项：①根据患者胖瘦选择合适的压力；②治疗前应检查设备是否完好和患者有无出血倾向；③每次治疗前应检查患肢，若有尚未结痂的溃疡或压疮，应隔离保护后再行治疗，若有新鲜出血伤口则应暂缓治疗；④治疗应在患者清醒状态下进行，应注意观察患肢的肤色变化情况，并询问患者的感觉，根据情况及时调节治疗压力；⑤对老年人、血管弹性差者，治疗压力可从低值开始，治疗几次后逐渐增加至所需的治疗压力。

5. 肌内效贴的使用

肌内效贴是一种弹性极佳的超薄透气胶带。布基采用防水弹力布，胶水为医用亚克力胶，胶面呈波纹状不完全覆盖在布基上。它不含乳胶及药性，同时延展性强，可达原始长度的120%~140%，并对皮肤产生一定的压力。

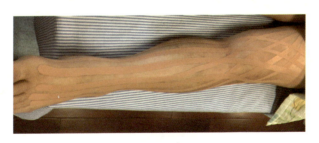

肌内效贴肌内效贴

（1）当贴布与皮肤紧密贴合时，其特有的类似皮肤的材质，能适度增加皮肤与肌肉之间的间隙，并产生具有方向性的褶皱，这种褶皱可改变筋膜及组织液流向，改善局部循环，引导淋巴液回流，从而减轻水肿。

（2）按淋巴引流方向贴扎的多爪形且不施加任何拉力的肌内贴布，其持续的自然回缩力及形状特性，类似于治疗师双手在患处进行轻柔的淋巴按摩，且肌内效贴在有效贴扎时间内又可持续作用，好像"把治疗师的手带回家"。

（梁立超　陆　晓）

第四节 脊髓损伤后疼痛的处理

疼痛是脊髓损伤最常见的并发症，在急性期，疼痛通常与最初创伤软组织和骨骼损伤相关，在适当治疗后，这种类型疼痛通常会消失。然而，47%~96%的患者治疗后将发展为慢性疼痛。有数据表明，脊髓损伤后1年疼痛发生率为81%，25年后达到82.7%，有20%~33%的患者表现为较严重的疼痛并可能持续存在。持续性疼痛会严重影响脊髓损伤患者的情绪和神经功能，是导致患者日常生活能力低下、心理问题（如焦虑状态和抑郁状态等）、生活质量和社交水平降低的重要原因。

脊髓损伤后疼痛大致可分为伤害感受性疼痛、神经病理性疼痛及其他类型的疼痛。伤害感受性疼痛包括肌肉骨骼性疼痛、内脏疾病性疼痛及其他来源的疼痛，其中肌肉骨骼性疼痛最常见，脊髓损伤后5年发病率50%~60%，而且时间越久越常见。神经病理性疼痛包括损伤平面的疼痛、损伤平面以下的疼痛和其他类型的疼痛。神经病理性疼痛脊髓损伤后5年发病率为30%~40%，比肌肉骨骼性疼痛难治愈，自行恢复的概率低。

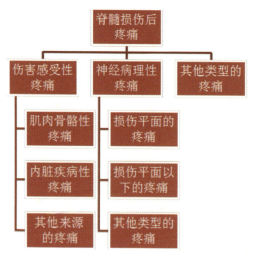

脊髓损伤后疼痛的分型

第四章　脊髓损伤并发症的居家护理

一、肌肉骨骼性疼痛

肌肉骨骼性疼痛常表现为麻木、疼痛，与运动相关，经过休息可以缓解。疼痛的部位常位于脊髓损伤平面以上或存在部分感觉存留的损伤平面以下区域。可以触到肌肉骨骼组织结构的压痛，一般是由于骨骼、肌肉、韧带、椎间盘及小关节的过度使用或损伤引起的，也可以是术前脊柱不稳定所造成的损害性疼痛，如脊柱骨折、肌肉损伤、肩关节过度使用综合征、肌肉痉挛等引起的疼痛。一般非甾体抗炎药治疗有效。但如果是继发于脊柱结构不稳定的疼痛，通常需要通过外科手术缓解疼痛。如果是肌肉痉挛引起的肌肉骨骼疼痛，镇痛药虽然可能有效，但往往疗效不佳，缓解肌肉痉挛是解除疼痛的最佳方法；因此，口服解痉药如巴氯芬是治疗肌肉痉挛型疼痛的首选方法。

1. 肩部疼痛

脊髓损伤患者的上肢需要进行承重性活动，如重心变换、重心转移、驱动轮椅等日常生活活动，由于上肢频繁过度使用，很多患者会出现肩部疼痛。脊髓损伤患者出现肩部疼痛的原因包括：肌肉力量失平衡，肌肉痉挛、挛缩等。如果疼痛剧烈，应排除尿路感染、消化系统疾病、心绞痛等原因引起的牵涉痛；如果疼痛伴有无力和感觉缺失等表现，多与外周神经挤压、神经根型疾病或创伤后空洞症有关。

对于急性肩痛可以采用休息、冰敷、物理治疗、药物治疗（非甾体抗炎药如对乙酰氨基酚，肌肉松弛药）、局部注射治疗等方法缓解疼痛。脊髓损伤患者因为日常生活活动需要，完全休息是很困难的，因此建议使用代偿技术辅助转移（转移板要优于水平转移，侧向或前倾优于垂直重心升高）以减轻肩关节的压力。

疼痛缓解后，需要强化肩关节周围肌肉力量和柔韧平衡，预防损害的再次发生。常见肌肉失平衡的症状是前方肌肉紧张，后方的稳定肌肉没有提供相当的力量。此外，合适的轮椅与背部支撑对于保护肩关节也是必需的。

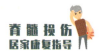

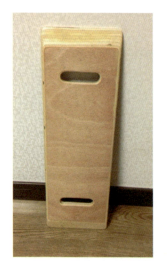
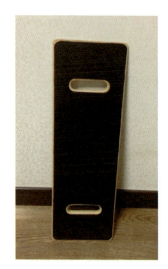

转移板

2. 腕部疼痛

脊髓损伤患者由于轮椅驱动、转移、减压时反复的挤压腕关节，会形成腕管综合征。腕管综合征的治疗包括非甾体抗炎药、夹板固定（尤其是在夜间）、局部注射药物、物理治疗（超声、按摩）等。建议采取正确的转移技术避免末端应力的压迫，使用特制的衬垫手套可以减少驱动轮椅时造成的损伤。

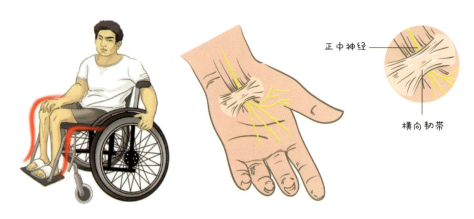

脊髓损伤患者长时间轮椅转移引起腕管综合征

二、内脏性疼痛

若脊髓损伤患者出现胸腹部钝痛或腹部绞痛，常考虑为内脏性疼痛，一般多由于尿路感染、输尿管结石、肠嵌顿等原因引起。但如果临床检查没有发现内脏病理性损害，这种疼痛可能是神经性疼痛而不是内脏性疼痛。要注意与神经病理性疼痛相鉴别。出现内脏性疼痛，建议及时就医，查明引起疼痛的病因，对症治疗，避免延误病情。

三、神经病理性疼痛

神经病理性疼痛常表现为"烧灼感""电击样""针刺样"及"放射性"疼痛，常伴有感觉过敏或痛觉过敏等症状。神经病理性疼痛持续存在且难以忍受，给患者带来极大痛苦，严重影响患者的生活质量，影响睡眠，使患者不能完成自我照顾、履行运动治疗计划等。

神经病理性疼痛治疗方法包括药物治疗、侵入性措施（如神经注射治疗）和神经外科手术治疗等。药物治疗需在医生指导下进行，治疗原则是联合用药，并从小剂量的单种药物逐渐加量；系统给药，不宜按需给药，达到疼痛基本缓解而无明显不良反应时可逐渐减量。

1. 一般镇痛药

常用的一般镇痛药有对乙酰氨基酚和阿司匹林等，由于此类药物镇痛作用弱，一般用于轻症患者。

2. 抗惊厥药

常用的抗惊厥药包括加巴喷丁、普瑞巴林、苯妥英钠、卡马西平、丙戊酸钠以及氯硝西泮等。常见的不良反应有嗜睡、头晕和外周性水肿等。

3. 抗抑郁药

常用抗抑郁药有三环类抗抑郁药（如阿米替林、去甲替林等）和5-羟色胺再摄取抑制药（如百忧解、左洛复、赛乐特等）。三环类抗抑郁药的禁忌证是缺血性心脏病、心力衰竭、心肌传导异常和癫痫发作史，

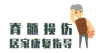

需注意脊髓损伤患者服用药物过程中是否有口干、便秘及尿潴留等不良反应。

4. 阿片类药

常用的阿片类药包括吗啡、可待因、哌替啶、芬太尼、曲马多等。由于阿片类药存在成瘾性和精神依赖，一般只有在极度疼痛时才可考虑使用。使用时需注意：①其他药物治疗无效后才考虑使用；②有药物依赖史和毒品滥用史的患者应禁忌；③使用有效的最低剂量；④若无效应停药。

四、脊髓损伤后疼痛的治疗还有哪些方法

脊髓损伤后疼痛是目前最难以治疗的疼痛之一，难以通过单独使用药物或物理因子治疗等方法取得明显效果，往往需要采用药物、康复训练及心理治疗等综合手段才能取得较好的效果。有些患者可能还需要采取有创性治疗，甚至手术治疗。

1. 运动疗法

肌力训练、心血管耐力训练及日常生活能力训练对于改善患者肌肉痉挛、肌肉萎缩等情况有良好的效果。因此，规律的运动训练可以减轻弥散性疼痛和全身性疼痛。对躯体某些特定部位进行牵伸训练或肌力训练控制局部疼痛既可以减轻脊髓损伤患者疼痛，又能改善身体功能和生活质量。

2. 物理因子疗法（理疗）

物理因子疗法常采用肌电生物反馈或电刺激治疗。其他物理因子疗法还包括超短波、微波、红外线与蜡疗等电疗、光疗和温热疗法以及药物离子导入等方法。由于脊髓损伤患者常伴有感觉障碍，在使用物理因子疗法时需注意防止烫伤，建议到康复医院进行物理治疗。

3. 推拿与按摩

推拿与按摩是最常用的非药物治疗措施之一，有助于降低急性疼痛和慢性疼痛分级，改善全身疼痛的症状。有研究表明，接受推拿治疗的

第四章　脊髓损伤并发症的居家护理

各种疼痛患者都认为其具有良好的效果。

4. 针灸

对于损伤平面以下的疼痛，尤其是神经病理性疼痛为主的患者，进行针灸治疗能取得较理想的效果。

5. 心理治疗

心理因素及情感反应与疼痛存在双向作用，疼痛会加重抑郁状态，不良情绪又会诱发和加重疼痛。心理治疗可转移患者对疼痛的注意力，并将药物用量降到最低程度，以减轻疼痛和药物成瘾，改善患者的身体功能状态。

6. 神经注射治疗和神经外科手术治疗

五、记录脊髓损伤后疼痛改善的程度（疼痛的评估）

1. 视觉模拟评分

在纸上画一条10厘米长的横线，横线的一端为0，表示无痛；另一端为10，表示剧烈疼痛；中间部分表示不同程度的疼痛。患者根据自我感觉在横线上画一记号，表示疼痛的程度。

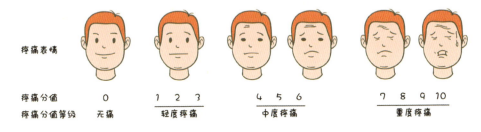

视觉模拟评分

2. 数字评定量表

用0~10代表不同程度的疼痛。患者指出最能代表自己疼痛程度的数字。0表示无痛，1~3为轻度疼痛（一般指疼痛不影响睡眠），4~6为中度疼痛，7~9为重度疼痛（不能入睡或者睡眠中痛醒），10

表示剧痛。

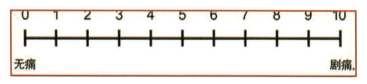

数字评定量表

（姜 艳 陆 晓）

第五节 脊髓损伤患者的血压管理

很多患者和家属都认为没有高血压病史的脊髓损伤患者根本不需要监测血压，其实这是不对的。原本血压正常的患者在脊髓损伤后可能出现血压的变化，特别是高位脊髓损伤患者（颈部及上胸部脊髓损伤患者）更容易出现持续性低血压、心动过缓、阵发性的高血压、心律不齐等问题，严重者甚至导致患者心跳停搏，危及生命。因此，高位脊髓损伤患者，早期要特别注意通过心电监护仪持续监测血压和心率，在血压和心率持续正常两周后可改为每天早晨测血压一次。此外，脊髓损伤患者在刚开始下床进行康复训练时容易出现直立性低血压，因此这个阶段要特别注意训练前和训练中的血压监测和对比，要求血压下降不超过20毫米汞柱。康复训练可以使患者训练中血压升高，特别是高强度的训练对血压的影响更加明显。因此，对于有高血压病史的脊髓损伤患者，要注意训练前后的血压监测对比，血压升高应该不超过20毫米汞柱。

一、脊髓损伤后持续低血压该怎么办

高位脊髓损伤患者在伤后早期容易出现持续低血压，主要是由于高位脊髓损伤患者交感神经系统损伤导致的。支配心脏和血管的交感神经主要分布在上胸段，因此高位脊髓损伤（胸6以上平面）可导致患者的

第四章 脊髓损伤并发症的居家护理

交感神经损伤。患者的心脏和血管失去交感神经的兴奋作用，就会使心跳缓慢、血压降低。对于血压明显低于正常值的患者，需要用多巴胺或肾上腺素等药物来升高血压。在用药过程中通过心电监护仪持续监测患者血压水平，根据血压波动情况调整药物用量。此外，高位脊髓损伤患者还可能出现血钠含量低于正常值，这也会加重患者的低血压。因此，需要定期检测血清钠，对于血钠降低的患者注意饮食中多摄入钠盐，严重的需要静脉输液来补钠。高位脊髓损伤患者的低血压问题通常在伤后1个月内比较明显。患者损伤平面越高，症状越重。大部分患者的血压问题在伤后2~3个月会逐渐改善，也有严重的患者会持续更长时间。

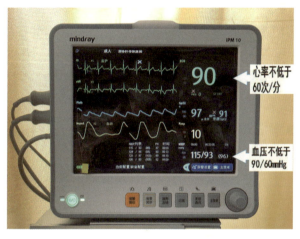

心电监护仪

二、脊髓损伤患者血压突然增高该怎么办

高位脊髓损伤患者在受到刺激时，可能会出现血压急剧升高（超过200毫米汞柱），同时出现心动过速（也可能心动过缓）、头痛、出汗、全身鸡皮样疹、面色潮红，甚至突然昏迷，这种情况称为自主神经过反射。自主神经过反射与交感神经损伤导致的心血管调节障碍有关。严重的自主神经过反射可引起视网膜出血、脑出血，甚至死亡。诱发自主神经过反射最常见的原因是膀胱过分膨胀或排便不畅，也可

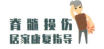

能由发热、疼痛、情绪激动、刺激性操作（如导尿、插管、搬动等）引发。处理自主神经过反射最重要的是及时发现并解除诱因，包括排尿、灌肠、控制体温、缓解疼痛、安抚情绪、停止刺激操作等。同时，将患者头抬高，坐起也能改善症状。若患者血压持续升高 3 分钟以上仍未缓解，可口服硝苯地平或舌下含服硝酸甘油来快速降压。高位脊髓损伤患者可能会反复出现自主神经过反射，生活中要注意及时排尿、排便，控制感染，注意情绪疏导，避免各种不良刺激，尽可能防止或减少自主神经过反射的发生。

三、脊髓损伤患者为何会出现直立性低血压

脊髓损伤患者伤后早期一般都以卧床为主，当患者从卧位快速站起时，可能出现血压突然下降，一般收缩压下降会超过 20 毫米汞柱。患者同时可能出现头晕、目眩、视力模糊、全身软弱无力、站立不稳、大小便失禁等，严重时会发生晕倒，这种现象称之为直立性低血压。一般患者脊髓损伤节段越高、损伤程度越重，相应的直立性低血压症状也越重。

直立性低血压主要是由于患者从卧位起立时，大量的血液因为重力作用滞留在下肢和腹腔的静脉血管里，导致回心血量减少，心脏排血量也相应减少，出现血压突然下降。由于血压下降导致脑部和四肢供血不足，患者出现头晕、目眩、全身软弱无力甚至晕倒。身体健康者在体位突然改变时可通过交感神经调节作用来恢复血压，一般不会出现直立性低血压，而脊髓损伤患者由于交感神经损伤，导致血压失去有效的调节，因此容易出现直立性低血压。

直立性低血压极大影响了患者的身体康复和日常生活，因此克服直立性低血压是脊髓损伤患者早期最重要的康复目标。对于存在或可能出现直立性低血压的患者，要注意早期床头摇高、床边坐起，逐渐过渡到电动起立床训练。电动起立床训练是一种渐进性体位性刺激方法，通过不断增加患者可以耐受的电动床倾斜水平，直至直立位。在

第四章 脊髓损伤并发症的居家护理

训练前后注意观察患者血压,如果连续观察10分钟,血压没有明显改变且患者没有出现头晕等不适症状,可逐渐增加直立床角度;同时也可以给患者双下肢穿弹力袜或系腹带,促进患者下肢血管和腹腔血管的收缩,帮助下肢血液和腹腔血液回流到心脏,从而改善患者的直立性低血压症状。腹带必须系于肋缘以下和腹股沟以上,弹力袜必须穿至大腿上部。如果上述方法仍不奏效,可通过喝盐水和口服药物升高血压来克服直立性低血压的问题。最常用的药物是盐酸米多君,一般用量为每次5毫克,每日3次,如果服药两周仍不能有效改善直立性低血压症状,可酌情加量。由于脊髓损伤后直立性低血压通常在晨起时最严重,因此建议在患者起床前1小时服用首剂药物,第3剂药物在下午4点左右服用,避免引起夜间的卧位性高血压。用药期间注意测量卧位时血压,以防出现高血压。

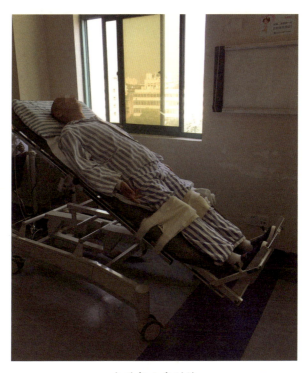

电动起立床训练

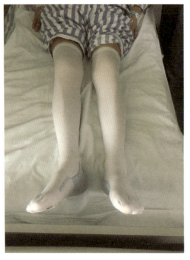
双下肢弹力袜

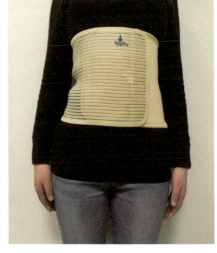
腹带

（余滨宾　陆　晓）

第六节　膀胱功能障碍

当神经系统损伤或疾病导致神经功能异常时，可引起膀胱的储存和（或）排空机制发生障碍，称为膀胱功能障碍，又称为神经源性膀胱。膀胱功能障碍可引起多种并发症，最严重的是上尿路损伤导致的肾衰竭，也是脊髓损伤患者的首要死因。

膀胱功能障碍根据尿流动力学分为：逼尿肌过度活跃伴括约肌过度活跃、逼尿肌过度活跃伴括约肌活动不足、逼尿肌活动不足伴括约肌过度活跃、逼尿肌活动不足伴括约肌活动不足。根据临床表现分为尿失禁、尿潴留、尿失禁＋尿潴留。

一、脊髓损伤平面不同，其膀胱功能障碍表现也不同

脊髓损伤平面不同，膀胱功能障碍的表现也不同。骶上脊髓损伤患

者由于逼尿肌反射亢进伴逼尿肌－括约肌失去协调，多表现为尿失禁，有残余尿量。骶部脊髓损伤患者通常会导致高顺应性无收缩膀胱，临床表现为尿潴留。外周神经损伤患者尿流动力学表现为膀胱感觉减退，膀胱过度膨胀，逼尿肌收缩力降低。临床多表现为尿潴留，膀胱过度膨胀会出现尿失禁。

二、自主神经功能障碍有哪些

自主神经功能障碍常见于损伤平面在胸 6 以上的脊髓损伤患者，其诱因中 80% 是尿潴留、尿道感染或粪便嵌塞，其次是压疮、内生趾甲、腹部的突发炎症、骨折、身体移动等。其主要表现为血管运动功能障碍和排汗功能障碍，临床表现为高血压，头痛，脸红，损伤平面以上出汗，瞳孔收缩，心动过缓。严重者可出现心律失常、癫痫发作、颅内出血、肺水肿和心肌梗死。一旦发生自主神经功能障碍，患者应立即坐直，解开紧身衣裤，去除诱因，降低血压。

三、间歇性导尿的优点、禁忌证和注意事项

间歇性导尿是指在需要时将导尿管插入膀胱，排空后立即将导尿管拔除的方法。

1. 间歇性导尿的优点

（1）使膀胱规律性充盈与排空接近生理状态，防止膀胱过度充盈。

（2）规律排出残余尿量，减少泌尿系统和生殖系统的感染。

（3）使膀胱间歇性扩张，利于膀胱反射的恢复。

（4）间歇性导尿与反射性排尿、耻骨上造瘘及留置导尿相比，其泌尿系统并发症发生率最低。

2. 间歇性导尿的禁忌证

在间歇性导尿前，应首先排除泌尿系统的损伤（如膀胱破裂、尿道损伤等），生命体征平稳后，如果不存在间歇性导尿的禁忌证，可以尽早开始间歇导尿。常见的禁忌证有：

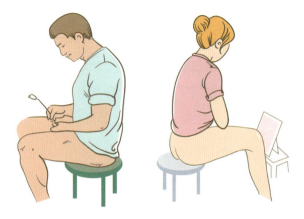

间歇性导尿

（1）尿道或膀胱损伤（尿道出血、血尿）。

（2）尿道畸形、尿道狭窄、尿道炎、尿道脓肿。

（3）膀胱颈梗阻、严重前列腺增生症。

（4）膀胱输尿管反流、肾积水。

（5）盆底肌肉或尿道外括约肌严重痉挛。

（6）严重自主神经过反射、严重尿失禁。

（7）缺乏认知，导致不能配合导尿管插入者或不能按计划导尿者。

（8）不能自行导尿且照顾者不能协助导尿的患者。

（9）每天摄入大量液体无法控制者。

（10）前列腺、膀胱颈或尿道手术后。

装有尿道支架或人工假体者慎用。

3. 间歇性导尿的注意事项

（1）24小时饮水1500~2000毫升，分次规律地饮入，避免短时间内大量饮水导致膀胱过度充盈。晚上8点之后不再饮水，避免夜间导尿影响患者睡眠质量。

（2）正常男性残余尿不超过20毫升，女性残余尿不超过50毫升。所以，脊髓损伤患者残余尿超过80~100毫升或超过膀胱容积的20%时，必须清空，防止泌尿系统并发症的发生。

第四章 脊髓损伤并发症的居家护理

（3）选用亲水性、低摩擦系数的导尿管，以免造成尿道损伤或反复插入导尿管加重感染。成人选10~12号导尿管或亲水性涂层的一次性12~14号导尿管；儿童选择6~8号导尿管。

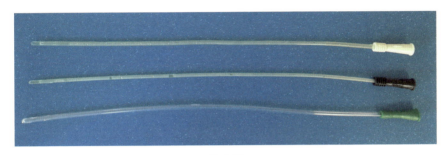

导尿管

（4）每日4~6次，每4~6小时导尿1次，可根据导出的尿量进行适当增减。每次导出的尿量不超过500毫升。睡前导尿最好是患者平卧2小时后再导，避免夜间尿量过多，增加导尿次数，影响患者的睡眠质量。

（5）若在导尿过程中遇到障碍，应先暂停5~10秒并把导尿管拔出3厘米，再缓慢插入。在拔出导尿管时若遇到阻力，可能是尿道痉挛所致，应等待5~10分钟再拔管。

四、膀胱功能障碍患者的居家护理

（1）对于耻骨上造瘘的患者，须保持造瘘管周围清洁干燥，每月更换一次造瘘管。根据确定的膀胱安全容量定时开放造瘘管，少数有严重自主神经功能障碍的患者持续开放不夹闭造瘘管，遵医嘱口服M受体拮抗剂以松弛膀胱。

（2）绝对禁止用挤压的方式来帮助排尿，此种方式造成膀胱输尿管反流的风险非常大。

（3）男性患者可使用阴茎集尿器或纸尿裤处理尿失禁，女性患者可垫护垫或穿纸尿裤。尿失禁的患者都应注意会阴部皮肤护理，及时更

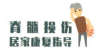

换尿垫、纸尿裤、集尿器，每日用温水清洗会阴，擦干后涂上皮肤保护剂，防止红臀、湿疹等的发生。

（4）尿液分析每月1次，尿培养每3个月1次，血肌酐、生化检测每3~6个月1次，泌尿系统B超检测每半年1次，残余尿量检测每半年1次，病情稳定者影像尿流动力学检查每年1次，膀胱镜检查根据需要随时进行。

（5）伴有发热的泌尿系统感染，自主神经功能障碍所致的高血压危象，残余尿量不断增多，出现新的尿失禁或排尿困难症状者要及时去医院就诊。

（周　莉）

第七节　神经源性肠道

神经源性肠道是指支配肠道的中枢神经或周围神经结构受损或功能紊乱导致的排便功能障碍。多表现为大便失禁或大便排空困难。神经源性肠道根据骶髓反射是否存在将排便障碍分为两型：①上运动神经元病变导致的肠道功能障碍，多见于腰2节段以上的脊髓损伤患者；②下运动神经元病变导致的肠道功能障碍，多见于圆锥或马尾神经的病变、多发神经病、盆腔手术等。

一、自己如何去评定神经源性肠道

（1）损伤前胃肠道功能、饮水量、排便的习惯及规律、体位、饮食结构、运动量、用药史。

（2）是否有恶心、呕吐、腹胀、饱腹感、腹痛、腹泻、便秘和大小便失禁等症状。

（3）患者的液体摄入量、饮食、活动、药物和肠道护理的方法及效果评价。

第四章　脊髓损伤并发症的居家护理

（4）皮肤情况，有无痔疮、肛裂。

（5）是否能独立完成肠道护理。

二、神经源性肠道患者的居家护理

1. 保证粪便有良好的性状

在排便和控便的平衡机制中，粪便的性状是一个关键性的因素。粪便的物理特性对结肠的运动和排便效率起重要的作用。高脂肪、高蛋白、缺乏纤维素的饮食结构将会导致粪便小而硬，在结肠内推动时摩擦阻力增加，停留时间延长，水分被吸收，加重排便困难。饮食中增加膳食纤维含量可增加粪便的水分含量，提高粪便的柔软度，降低肠壁的摩擦力，减少肠道内的运输时间，利于粪便排出。

2. 减少卧床时间

长时间卧床会导致血容量减少，肠道内水分吸收增加，粪便干结，排便困难；另外，卧床时间长，机体活动量下降，肠道的蠕动次数也减少，粪便在肠道内停留的时间延长，粪便干结，导致排便困难；卧床排便的体位也不利于粪便的排出，耗能增加。所以，要尽可能减少卧床时间。

3. 进行腹部按摩

结肠是具有良好顺应性的袋状结构，其整体形态呈"冂"形，长约1.2.5米，始于回盲瓣，止于肛门，分为升结肠、横结肠、降结肠、乙状结肠和直肠。人体主要靠重力作用和结肠袋的蠕动来推进肠内容物的排泄。所以进行腹部按摩是需要顺着肠道的解剖方向来进行，才能起到促进作用。

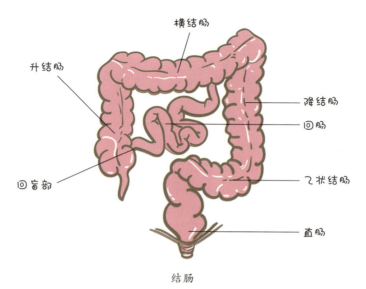

结肠

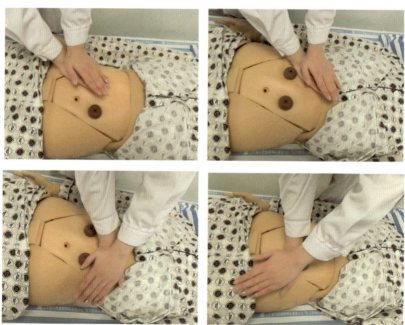

腹部按摩

4. 选择最佳的排便体位和排便时间

耻骨直肠肌是从耻骨联合后方环绕直肠近端到肛管，牵拉直肠，

第四章　脊髓损伤并发症的居家护理

使直肠和肛管之间形成一个锐角,即肛门直肠角。在肛门维持控便功能中起到机械屏障和活瓣的作用,当排便时此角变大(正常人大约137°)。排便时的体位起到改变此角度的作用,蹲位时角度最大最省力,坐位次之。所以尽量鼓励患者坐起排便,尽量减少在床上排便。

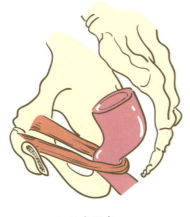
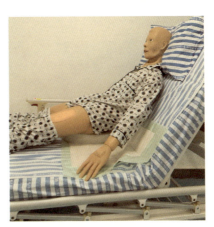

肛门直肠角　　　　　　　　　　床上排便

最佳排便时间是在餐后 30~60 分钟。因餐后 30~60 分钟内胃充盈,反射性引起结肠的活动增加,这是胃-结肠反射。该反应受激素的调节,上消化道释放的肽类物质可增加结肠平滑肌的收缩,也受到脊髓介导的膀胱反射阈值降低的影响。脊髓损伤患者的餐后结肠活动与正常人相比有所抑制。

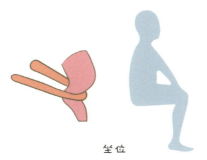
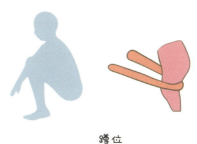

坐位　　　　　　　　　　　　蹲位

排便体位

5. 直肠刺激

直肠刺激可以缓解神经肌肉痉挛，诱发肛门直肠反射，促进结肠尤其是降结肠的蠕动。患者取侧卧位，操作者戴上手套，中指涂上液状石蜡，插入患者直肠，沿直肠壁环形向直肠各个方向滑动，刺激 1 分钟休息 2 分钟，共做 20 分钟。

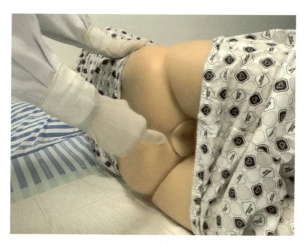

直肠刺激

6. 保证每日进食量

直肠内容物和压力是控制肛门括约肌自主收缩的基本因素。150~300 毫升粪便可以触发正常的排便反射。所以，三餐正常进食对粪便形成的量有很大的影响。

三、排便困难的因素有哪些

（1）肛门内、外括约肌痉挛，排便的出口阻力增加。

（2）交感神经过度兴奋和（或）副交感神经兴奋性降低、肠道反射抑制导致肠道的活动减少，尤其是卧位时升结肠和横结肠内的粪便难以克服重力作用，进入降结肠。

（3）食物结构中膳食纤维含量缺乏，在结肠内停留时间延长，导致粪便性状干硬，排出困难。

四、大便失禁的因素有哪些

1. 肛门括约肌松弛，控便的出口阻力降低

肛门括约肌松弛，控便的出口阻力降低与脊髓的控便中枢受损或骶丛神经损伤有关。其表现为会阴和直肠感觉受损、异常收缩、张力降低、盆底肌和肛门外括约肌无力。

2. 肠道吸收障碍

肠道吸收障碍与饮食结构不当、肠道炎症和血液循环障碍有关。其表现为肠道蠕动过快，粪便在肠道内停留时间过短。常见于各种结肠炎性疾病和结肠激惹症。

五、上运动神经源性肠道患者如何护理

上运动神经源性肠道患者的排便反射是完整的，可通过手指直肠刺激、直肠兴奋性药物、灌肠或电刺激等触发完成排便。护理步骤如下：

（1）准备好所需物品，洗手，排空膀胱。

（2）患者取左侧卧位。

（3）戴手套检查肛门，去除堵塞肛门口的粪便。

（4）将直肠刺激药物或软化大便的药物放入直肠壁，捏紧肛周皮肤，防止药物流出，等待 5~15 分钟。

（5）将患者转移至厕所或坐便器上，无法端坐者可左侧靠坐，指导患者使用 Valsalva 手法帮助排便。

（6）排出不畅者，操作者戴上涂有润滑剂的手套，食指插入直肠，绕直肠壁缓慢地做肠道周围运动。刺激 1 分钟，休息 2 分钟，直到肠道护理完成和直肠的粪便被清空。

六、下运动神经源性肠道患者如何护理

下运动神经源性肠道的排便是非反射性的。最有效的排空直肠方式是手指直肠刺激和早饭、晚饭后手动帮助排便，必要时使用各种清洁灌肠（水、肥皂、矿物油、糖蜜、牛奶），每日 1~2 次。肛门括约肌和盆

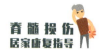

底肌肉张力降低，增加了大便失禁的可能性，因此有必要使大便成形及定期排空直肠。如果大便不能及时有效的到达直肠，可考虑服用药物。

（周　莉）

第八节　脊髓损伤患者的性功能与生育问题

脊髓损伤患者大多是相对年轻的群体，损伤后对患者的性功能和生育都有影响，这是康复过程中极为重要的问题，涉及生理、心理、生育等。由于传统意识，中国人倾向于回避这一问题，从而使许多脊髓损伤患者面临这方面的困境而无法得到合理的康复治疗。在国外已经有大量这方面的研究，并取得了很多积极有效的进展。脊髓损伤常会影响到男性的生育能力，偶尔也能通过一般性行为完成正常生育，而对女性的生育能力影响则较小。怀有胎儿的脊髓损伤女性，虽然怀孕过程要比一般妇女辛苦，但只要注意可能发生的并发症，细心照顾，一样可以生出健康的孩子。

本节主要介绍脊髓损伤患者在性功能、生育方面可能遭遇的问题，以及如何解决的方法。

一、脊髓损伤对男性性功能的影响

脊髓损伤可以发生在颈髓、胸髓、腰髓和骶髓，如果损伤平面以下躯体的感觉和运动能力完全丧失，则称为完全性脊髓损伤。如果损伤平面以下躯体保留一定的感觉和运动功能，则为不完全脊髓损伤。不同部位的脊髓损害有不同的表现：颈段损害是四肢瘫痪，胸段损害呈双下肢痉挛性瘫痪，腰段损害是双下肢瘫痪，骶段圆锥损害往往使阴茎勃起和射精功能完全破坏。

按照神经生理学，可把男性性活动划分为四期：阴茎勃起、精液排出（在附性腺内进行转运）、射精（是最强烈的以自我为中心的感

第四章 脊髓损伤并发症的居家护理

觉）、性高潮。其中射精是由来自颈髓 2~4 节段的副交感神经、胸髓第 11~12 节段的交感神经（腹下神经）和骶髓 2~4 节段的躯体神经（阴部神经）的调控共同完成的。脊髓损伤患者对男性的性功能损伤较大，有 70%~80% 的成年男性脊髓损伤患者不能再完成正常性交行为。

颈髓损伤的患者大约 90% 具有阴茎勃起能力，70% 的患者勃起可以满足性交要求，但是这些患者大多是通过刺激生殖器而产生的反射性勃起。反射性勃起是通过生殖器与骶髓之间的反射弧来完成的。尽管患者的阴茎、阴囊和会阴组织的感觉缺乏，盆腔肌群的随意运动控制缺乏，但这些患者可以通过伴侣或自己不断刺激来维持勃起，如刺激生殖器、肛门，牵拉阴毛或摩擦大腿等。此外，当患者接受来自身体内部对直肠和膀胱等部位的刺激时也可产生反射性勃起。但是颈髓损伤的患者不存在受大脑控制的心理性勃起（性幻想），因为它需要通过胸腰部勃起中枢的调节而发挥作用。在完全性颈髓损伤患者中很少发生射精，成功射精者为 1%~5%，但在不完全性颈髓损伤患者中约有 25% 保留射精能力。

胸髓损伤所造成的结果与颈髓损伤相似。两者之间的最大区别是胸髓损伤患者比颈髓损伤患者有更多的皮肤表面作为性快感的来源。

当脊髓损伤发生在腰 2 至骶 1 平面时，心理性和反射性勃起都存在，但二者不能协调一致，通过生殖器刺激不可能达到射精高潮。

骶髓损伤时性功能影响较大。由于阴茎勃起中枢和射精中枢均在这些节段，故骶髓损伤可致阳痿和射精不能。刺激这些患者的生殖器不能引起反射性勃起，而有 25%~60% 的患者仍能出现心理性勃起，这可能是由大脑发出的心理性刺激信号经过未损伤的胸腰段自主神经系统传递到阴茎的结果。

脊髓损伤的平面与性质决定了它对男性性功能的影响，脊髓损伤男性的生育率为 1%~10%，其中完全性脊髓损伤者仅为 1%~5%。不育的主要原因是双重的，不少患者阴茎根本不能勃起和射精，且精液质量下降。

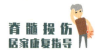

二、脊髓损伤对男性生育问题的影响

虽然绝大多数男性脊髓损伤患者不具备自然射精能力，但可以借助现代医学技术，采取人工取精的方法完成生育行为。取得精子的方法有很多种，包括电刺激、阴茎振动刺激、皮下注射药物、输精管吸取术等方法取精，这些方法各有其优点及缺点，最常用的方法分别是电刺激取精、阴茎振动刺激取精及输精管吸取术取精。

1. 电刺激取精

电刺激取精的方法是用一电激棒置于直肠内，以微小的电流刺激。其原理可能是通过直接刺激射精器官的交感神经纤维造成泄精，可能的副作用包括会阴部疼痛、直肠黏膜损伤、自主神经反射异常等。但对于经验丰富的操作者而言，这些并发症应可降低。通常不需要麻醉，但腰1平面以下脊髓损伤者，必须使用止痛药或麻醉药来避免疼痛。此方法的优点是简单、有效，所需的时间很短，可重复取精。一般而言，重复取精可改善精液质量，提高精子活动力。

2. 阴茎振动刺激取精

阴茎振动刺激取精是将振动器置于阴茎上，刺激阴茎勃起引发射精。其优点是简单、安全、副作用少，花费较少，长期反复使用可增进精液质量，但精子成活率要比电刺激取精的低。

3. 输精管吸取术取精

输精管吸取术取精是用显微手术方法，将输精管切开后，用一细管抽取少量精液，再将伤口缝合起来，手术过程并不困难。主要是针对阴茎振动刺激和电刺激无法取得精子的患者，可用手术方式取精。

以上各种方法取出的精子通常数目都不会太少，但精子活动力通常较弱，在做治疗以前先经过筛检洗涤，将活动力较好的精子分离挑选出来。决定受精的方法可根据精子的数目及活动力的情形，如果精子数目多、活动力好，可采取人工受精的方式受精；如果人工受精无法达成受孕，可进一步采取体外受精（试管婴儿）；如果精子数目很少、活动力很弱，则可直接考虑做精子显微注射。

三、脊髓损伤对女性性功能的影响

脊髓损伤对女性患者的生育基本没有影响，月经周期一般在1年内恢复正常，平均恢复时长为5~6个月。但是脊髓损伤本身对患者的心理和配偶的心理会产生重大影响，生殖器的感觉障碍和肢体活动障碍（如躯干和下肢张力过高），在一定程度上也可影响性行为。需要采用一些适应性技术，但是最重要的是心理咨询和治疗。

性敏感器官不仅仅是生殖器，其他部位如乳房、肩、颈或口唇均可以成为性敏感区（即G点）。女性患者在生殖器感觉丧失后，G点转移至其他部位，仍然足以刺激产生性高潮。外生殖器在胸12平面以上脊髓损伤可以有反射性分泌液，在腰1平面以下脊髓损伤可以有心理性分泌液。尽管分泌液量可能有所减少，但对性交活动一般没有显著影响。如果分泌液分泌不足，致阴道干涩阴茎难以进入者，可使用人工润滑剂替代。

四、脊髓损伤对女性生育问题的影响

由于女性脊髓损伤患者的排卵功能基本不受影响，育龄期女性患者仍然有正常的月经周期，因此，这就意味着女性脊髓损伤患者的生育能力没有明显障碍。如果不采取避孕措施，仍然很有可能怀孕，因此，推荐有需要的患者仍应采取相应的避孕措施。关于避孕的方法可采取一般避孕方式，但口服避孕药不适合，因为有增加血栓栓塞症的可能性。

1. 备孕与产前检查

在准备怀孕前应注意充分与产科医生沟通，使用的药物是否会影响胎儿，是否可减少所使用的药物，是否可以换成较安全的药物。并需要按时完成各项产前检查。

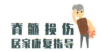

除了一般产前检查外,对于脊髓损伤的孕妇要注意泌尿系统感染、压力性溃疡、贫血、静脉血栓形成等问题。关于泌尿系统感染,可定期做尿液培养,治疗菌尿症,减少残尿,避免使用留置导尿管,必要时使用抗生素治疗等。由于怀孕时孕妇体重增加,应注意压力性溃疡的可能性。轮椅若较小时,应该换一个较大的轮椅。产科医生也应注意皮肤的检查。若有贫血,应注意营养与铁剂的补充。通常怀孕时有可能出现水肿,水肿明显者,应注意是否有静脉血栓的可能性。

据研究结果显示,脊髓损伤的孕妇发生早产的机会稍有增加,只要给予适当的照顾与治疗,应不会有很大的问题。但要注意的是,孕妇可能对于产兆的感觉较不敏感,因此孕妇若有腹部紧紧的感觉、背痛、骨盆腔有压力、阵发性腹胀时,应怀疑有产兆的现象,应立即判断子宫有无收缩,以便及时处理。

胸6平面以上脊髓损伤的女性在怀孕期间可能发生严重高血压,这与自主神经过反射有关。药物治疗效果往往不佳,必要时可以采用连续硬膜外麻醉的方法阻滞交感神经反射。胸10平面以上脊髓损伤的孕妇,由于下腹部感觉丧失,早产发生率增加。因此,需要从第28周起注意观察分娩迹象。在做会阴切开缝合时建议采用非吸收性缝线,以避免感染。

脊髓损伤女性患者下肢主动活动能力不足,这使得他们罹患静脉血栓的概率会显著高于普通人。如果患者有反复的尿路感染和残留的蛋白尿,发生妊娠毒血症的危险性即增多。

2. 分娩方式

脊髓损伤孕妇分娩方式仍采用自然分娩或剖宫产,与一般产科适应证相同,并不需要全部采用剖宫产。如果采取剖宫产,可用局部麻醉或全身麻醉。然而,较长期的女性脊髓损伤患者,其骨盆可能会发生形状改变而造成骨盆狭窄,则需要采取剖宫产。另外,若孕妇患有无法用药物治疗的异常反射,而自然分娩又需较长时间时,则采用全身麻醉紧急

第四章 脊髓损伤并发症的居家护理

剖宫产较好。脊髓损伤的位置和是否感觉到产痛有关,若孕妇是胸10平面以上脊髓损伤,则可能无法感受到产痛。分娩时注意避免发生压迫性溃疡;注意待产的姿势,预防子宫压迫主动脉及静脉而影响血流;注意孕妇的排尿情况,必要时予以导尿或放置导尿管。若脊髓损伤的位置在胸6平面以上时,可考虑做硬膜外麻醉以预防异常反射。可让孕妇在待产床上待产,以免在搬动孕妇时导致孕妇受伤。若孕妇的分娩力量不足,可考虑用真空吸引的方式来帮助分娩。

在做会阴切开缝合时建议采用非吸收性缝线,以避免感染。高血压发作可为子宫收缩的第一征象,自主神经反射亢进会导致严重后果。脊髓损伤平面在胸6以上者应考虑采用硬膜外麻醉或静脉使用降压药。如果孕妇腹部肌肉麻痹,可能需要使用产钳帮助分娩。脊髓损伤部位在胸10至胸11平面时,子宫收缩力可能很弱,必须进行剖宫产。脊髓损伤平面在胸12以下时可以保留部分子宫的感觉,但会阴部处于麻痹状态。分娩时可能会导致会阴撕裂,应予以重视。

3. 产后关怀

产后应注意避免产妇发生尿潴留;应预防膀胱功能降低,减少泌尿系统感染,必要时可应用导尿的方式来治疗。至于哺乳方式,可与一般产妇相同,正常使用母乳哺乳。

脊髓损伤患者无论男女,如果想要生育儿女,其成功率还是相当大的,男性可以借助人工生殖技术,女性可接受细心的生产照顾,其结果与一般人并无差异。在整个过程中需要夫妻双方及家庭,医护人员包括妇产科、泌尿科、康复科等相关医务人员一起努力。

五、脊髓损伤患者在性行为中的注意事项

颈髓或高位胸髓部位的皮肤和肌肉得不到高级中枢控制,稍受刺激就会发生"强直性收缩",甚至引起头痛、心率减慢,或产生致死性血压升高等交感神经刺激症。性交活动能诱发自主性反射亢进综合征,停

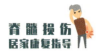

止性交即可缓解症状。事前排空大便,在泌尿科医生指导下服用药物,有助于防止此类情况发生。患者及伴侣对这种潜在危险要给予足够重视,并应予以妥善处理,采取一些适当的性交体位来防止此类情况发生。此外,患者在性活动中有可能会发生大小便失禁的现象。患者可通过外加压力、自然流出的方法定期排空膀胱;养成规律排便的习惯,及时排空不能自主排出的粪便,这些措施都有利于性行为的顺利完成。

(吴　伟)

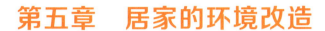

第五章　居家的环境改造

第五章　居家的环境改造

　　脊髓损伤患者由于运动功能受限，在结束医院的前期治疗出院后，往往并不能完全适应居家环境。这就要求对家庭环境进行必要的改造，让患者能在家庭范围内无障碍地完成日常活动。2012年，中华人民共和国建设部、中华人民共和国民政部、中国残疾人联合会发布的《城市道路和建筑物无障碍设施规范》是全国范围实施的强制性规范，是进行物理环境改造的依据。该规范主要针对城市道路、公共建筑物和居住区的无障碍设施建设做出了具体的规定，但因每个人具体需求不一样，无法规定或设计统一的标准，所以未涉及家庭住房及其内部设施等个人环境的无障碍改造问题。本章所提到的家居环境改造，都是基于一般性患者的实际生活经验和基本常识。

一、小区出入口

　　为了方便使用轮椅的患者出入，出入口应设在通行方便和安全的地段，室内设有电梯时，该出入口宜靠近候梯厅。出入口的地面应平坦，若室内外地面有高度差，应采用坡道连接。门口宽度应不小于0.8米，若门口有斜坡，门口处要预留1.5平方米的平台部分，与斜坡相连接，平台的作用是让患者进出门后能转过身来关门或锁门。出入口设有两扇门时，门扇开启后应留有不小于1.2米的轮椅通行距离。

二、斜　坡

　　一般轮椅的宽度为0.8米左右，故而斜坡的设计宽度不应小于0.9米，斜坡的坡高（高/长）比例为1/12；每段坡道允许高度为0.75米；每段坡道允许水平长度为9米；坡道的起点和终点应留有深度不小于1.5

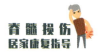

米的轮椅回转缓冲地带；坡道两侧应设有扶手，高度为 0.9 米，起点和终点应水平延伸 0.3 米以上。如果是比较短距离的斜坡，设计角度不应超过 15°，否则会给手动轮椅造成通行困难。

三、楼 梯

楼梯不宜采用弧形，每阶高度不应大于 0.15 米，深度为 0.3 米，楼梯两侧均需安装离地面 0.9 米高的扶手，楼面要用防滑材料，楼梯至少应有 1.2 米的宽度，方便使用拐杖行走的患者。

四、走 廊

允许同时通过一台轮椅和一个行人的走廊，其宽度应不小于 1.4 米，轮椅旋转 90° 所需空间应不小于 1.35 平方米，以车轮为中心旋转 180° 时要有 1.7 平方米的空间，供轮椅出入的门至少应有 0.9 米的有效宽度，通道应有 1.2 米的宽度。

单拐步行时通道所需宽度为 0.7~0.9 米，双拐步行时通道所需宽度为 0.9~1.2 米；门的有效宽度至少应为 0.85 米，通道宽度应为 1.2 米。

五、厕 所

家庭环境下一般建议采用坐式马桶，高 0.4~0.45 米；两侧均应安装不锈钢扶手，扶手直径为 30~40 毫米，两侧扶手相距 0.8 米左右，必要时可以转向收起，方便患者使用。洗手池最低处应高于 0.68 米，以便患者的轮椅能顺利进入，完成洗手和洗脸行为。水龙头采用长手柄式便于操作。排水口应位于患者够得着的高度，镜子中心应在离地 1.05~1.15 米处，以便乘轮椅患者应用。

六、浴 室

浴盆沿距离地面的高度应与轮椅高度相近，为 0.4~0.45 米，盆周与盆沿同高处应有平台部分，以便患者转移和摆放浴用物品，地面和盆底应有一些防滑措施，水龙头手柄式较好，盆周应有直径40毫米的不锈钢扶手。沐浴时用手持沐浴头，喷头最大高度应位于坐在沐浴专用轮椅上的患者可以够得着处；同时具有浴盆者，沐浴面积应在2平方米左右。如果只有淋浴空间，建议配备专用冲凉座椅，方便患者实际情况下坐在轮椅上使用。相应洗漱用品用具摆放在旁边，以便取用。沐浴头应采用手持式带蛇皮管的，方便患者使用。

七、卧　室

卧室内桌前、柜前及床的一边应有1.6米的活动空间，便于轮椅做360°旋转，以应付各种需要，当然床与桌相近的周围可以共用；若床头一侧放床头柜，此侧离床应有0.81米，方便轮椅进入。由于坐在轮椅上手能触及的最大高度一般为1.22米，因此木柜内挂衣架的横木不应高于1.22米，衣柜深度不应大于0.6米。坐在轮椅上时向侧方探的合适距离为1.37米，柜内隔板和墙上架板不应大于此高度；墙上电灯开关也应如此，而且为了方便，低于0.92米更好；侧方伸手下探时最低高度可达0.23米或更小，最低层的柜隔板、抽屉不应低于此高度；墙上的电插座以离地0.3米以上为宜。

八、厨　房

厨房的门宽度要大于0.9米，门最好是横拉门，不要门槛。灶具一定要低，坐在轮椅中可炒菜并可看见锅底部。洗手池、洗菜池、台面均要降低，使患者能方便操作。水龙头要以长柄、易开关、容易够到为佳。若条件允许，可将所有台面设计为电动升降式。

九、电　器

家中各类型电器，如电视机、空调、电风扇、电灯等，均应购买带有遥控功能的电器。现在部分电器已初步具备智能功能，可以安装在手机APP上操作。

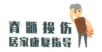

十、地面与其他

室内地板不应打蜡,地毯应尽量除去,圆的门开关把手应改造成向外延伸的横向把手,以利于开关。注意安装的高度,可参考开关的设置高度,一般在 0.9~1.1 厘米位置。

(吴 伟)

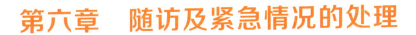

第六章　随访及紧急情况的处理

一、随　访

1. 随访的概念

随访是指医院对曾在本医院就诊的患者以通信或其他的方式进行定期了解患者病情变化和指导患者康复的一种观察方法。简单地说，就是在诊治后，对患者继续追踪、查访。脊髓损伤患者长期随访是非常重要的。通过随访可以提高院前及医后服务水平，同时方便医生对患者进行跟踪观察，了解患者的功能变化，给予必要的指导。

2. 随访的时间和内容

（1）随访的时间：最初按月进行，适合门诊治疗的患者；临床问题稳定后且门诊治疗结束，随访建议在3~6个月后；病情稳定者建议至少每年随访一次。

（2）随访的内容：早期包括临床及康复问题的监测、评估，康复目标的更新及康复治疗方案重设；后期重点在于监测膀胱、直肠、食欲、睡眠、血压和皮肤的完整性、疼痛、痉挛、性功能、感觉及运动功能的变化；长期的评估还包括非脊髓损伤医疗问题的常规体检，心理、职业等与残疾相关的问题。

咨询是随访的一个重要方面。无论是医学问题还是身体、社会问题都可以咨询。生活方式问题包括饮食和营养、吸烟、体力活动、轮椅和其他设备的维护和安全、感染预防、符合个人的膀胱管理计划以及对药物的依赖等。

二、紧急情况的处理

1. 泌尿系统结石

泌尿系统结石是多种病理因素相互作用的泌尿系统内任何部位的结石病，包括肾结石、输尿管结石、膀胱结石和尿道结石。常见病因包括代谢异常、尿路感染、尿路梗阻、尿路异物以及饮食、药物等。常见临床表现为疼痛、血尿、排石、感染、排尿困难。

脊髓损伤患者饮水一般偏少，长期卧床，使尿液浓缩，长期不活动造成代谢异常，容易发生尿路结石，也容易继发尿路感染，二者互为因果。建议适当增加体力活动，减少骨钙进入血液；多饮水，增加尿量和尿钙排泄。根据结石的性质适当改变尿液的酸碱度，必要时可以采用超声波碎石、中药排石等。

2. 泌尿系统感染

患者由于感觉障碍，发生泌尿系统感染时尿道刺激症状（尿频、尿急、尿痛）常不明显，通常表现为尿液混浊、排尿困难、尿频、尿失禁或血尿。无症状菌尿一般不需要处理，但有全身症状如发热、不适、肌紧张、神经性疼痛时，需要完善尿常规、尿培养等检查后进行抗感染治疗。

3. 肠梗阻

肠梗阻是外科常见急腹症之一，发病后，不但在肠形态上和功能上发生改变，还可导致一系列全身病理改变，严重时可危及患者的生命。

高位脊髓损伤患者出现肠梗阻时，因缺少典型症状和体征，故较难诊断。在非医疗环境中，如果患者出现发热、腹痛，疼痛放射至肩膀，排气、排便减少，则需要高度警惕。需要禁食，急诊入院行腹部X线或CT检查，明确诊断，进一步治疗。

4. 呼吸系统感染

第六章　随访及紧急情况的处理

人体主要的吸气肌——膈肌接受颈 3~5 神经根支配，用力呼吸、咳嗽需要腹部和胸部肌肉收缩，这些肌肉接受胸 1 至腰 1 神经根支配。所有累及这些部位的脊髓损伤均可能会导致患者呼吸、咳嗽功能受限，气道分泌物蓄积，在一些致病菌作用下可能发生呼吸系统感染。常见表现为咳嗽、咳痰、呼吸困难、发热等，严重时可危及生命。所以，在日常护理中注意给患者定时翻身、拍背，及时清理呼吸道内的分泌物，营养均衡，适当锻炼。一旦出现呼吸系统感染症状，尽快到医院就诊。

5. 压疮

不同平面的脊髓损伤患者均有可能会出现压疮，骨隆突处的长期受压导致局部皮肤血液循环障碍，护理不当导致局部皮肤受到剪切力和摩擦力，营养不良等均是造成压疮的独立危险因素。Braden 量表（表 6-1）中为常用的压疮危险因素评估工具，总分 23 分，≤ 18 分提示有发生压疮的可能性，得分越低发生压疮的可能性越高。表 6-2 中可见压疮的常用分期。预防是压疮治疗的重要部分，在家庭中可以使用 Braden 量表评估，将发生压疮的风险降到最低。发生压疮后，减压是治疗的关键，如果发生 NPUAP 压疮分期中的 3、4 期压疮，则需要外科处理。

表 6-1　Braden 量表

评分内容	评分标准			
	1 分	2 分	3 分	4 分
感觉	完全受限	非常受限	轻度受限	未受损害
潮湿	持久潮湿	非常潮湿	偶尔潮湿	很少潮湿
活动	卧床不起	局限于椅	偶尔步行	经常步行
移动	完全不能	严重受限	轻度受限	不受限
营养	非常差	可能不足	适当	良好
摩擦和剪切力	有问题	有潜在问题	无明显问题	
总分				

表 6-2　国家压疮顾问小组（NPUAP）分期描述

1 期	完整的皮肤上出现多发于骨突上方的指压不变白的局部红色斑块
2 期	真皮局部厚度减低或干性皮肤浅溃疡
3 期	皮肤全层组织损伤，可见皮下脂肪，但骨骼、肌腱或肌肉未暴露，可能伴随潜行和窦道
4 期	全层组织丧失，暴露骨、肌腱或肌肉皮肤全层组织损伤、骨骼、肌腱或肌肉外露
不可分期	缺损涉及组织全层，但创面完全被坏死组织或焦痂（黄色、灰色、黑色、灰绿色或棕褐色）所覆盖
深部组织损伤	完整的皮肤上出现紫色或褐红色的局部变色区域，或形成充血性水疱

6. 异位骨化

异位骨化常见症状是关节周围发热、肿胀，还可能出现疼痛。该疾病容易与感染、深层静脉栓塞等疾病混淆，明确诊断需要行 X 线、CT、MRI 等检查，如果怀疑出现异位骨化，尽可能及早就医。

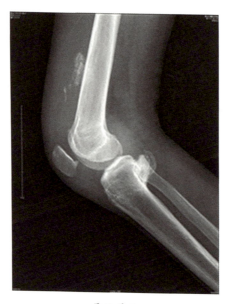

异位骨化

第六章 随访及紧急情况的处理

7. 自主神经过反射

自主神经过反射多见于胸 6 平面以上脊髓损伤患者，是一个复合症状，临床表现为发作性高血压（血压升高 20~40 毫米汞柱）、头痛、面色潮红、损伤平面以上出汗、心动过缓。其中最主要的表现为突发血压升高，可由损伤平面以下有害刺激引起，最常见的诱因是膀胱充盈、直肠刺激、便秘、感染、痉挛、结石、压疮、内生趾甲、深静脉血栓、异位骨化、器械操作、性冲动等。

针对可能的诱因在日常护理中应注意避免。处理原则是去除诱因，降低血压。紧急处理包括由卧位改为坐位，解开紧身衣裤。设法排空膀胱（若需要插入导尿管，在有条件的情况下需使用利多卡因，避免进一步刺激）、直肠（有条件时需使用麻醉栓剂）。诱因不明，收缩压超过 150 毫米汞柱，或血压升高持续 1 分钟时，应使用速效、短效的降压药，如钙离子通道拮抗剂。血压和脉搏应 2~5 分钟监测一次，直至稳定。必要时入院进一步明确诱因，处理感染、结石等。

8. 直立性低血压

直立性低血压多见于胸 6 平面以上的脊髓损伤患者，交感神经受损出现机体应激能力和血管舒缩能力异常。临床表现为轻度头晕、头昏、耳鸣、疲劳、心动过速，甚至晕厥。在仰卧位到直立位时容易出现，一般收缩压下降 20 毫米汞柱或舒张压下降 10 毫米汞柱以上。

预防方法：坐起时腿部（穿戴弹力袜）和腹部（使用腹带）加压，口服药物；出现症状时，迅速改变体位（由坐位到卧位或由立位到卧位）。

9. 体温调节障碍

体温较低时会引发控制体温的下丘脑做出调节，通过颤抖和血管收缩来升高体温。体温增高时，通过出汗和舒张血管来增加热量流失，进而降低体温。胸 4 平面以上的脊髓损伤，下丘脑控制能力受损，会导致患者成为"变温动物"，也就是环境温度改变时患者可能很难维持正常体温。在周边环境温度正常情况下，长期四肢瘫痪的患者体温也会逐渐低于正常。建议患者根据其起居或所处的环境穿着适合的衣服。

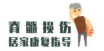

10. 跌倒

脊髓损伤后，由于患者损伤平面以下的感觉和运动功能障碍，会导致平衡、协调能力受损，对于可以实现转移、操作轮椅、治疗性或实用性步行的患者都存在发生跌倒的风险，脊髓损伤患者因为肢体活动减少，骨质疏松的发生率可能高于同龄正常人群，跌倒后除了软组织损伤外，可能会并发骨折、颅脑损伤等较严重的后果。在日常生活中，要注意保持环境安全。因为患者存在感觉障碍，可能不能描述疼痛等症状，一旦发生跌倒，要注意观察着力部位是否有肿胀、瘀青、肢体畸形等表现，如果可以明确仅为软组织损伤，可以进行制动、冰敷、加压等处理，如果怀疑有骨折等，需尽快到医院就诊。

脊髓损伤后出现的功能障碍，会伴随患者较长时间甚至是终生，因此定期随访可以及时发现潜在的可能会影响患者健康状态或生活质量的危险因素，早期处理，将影响降至最低。正常回归家庭是每位患者的愿望，家庭护理和康复训练是一个漫长的过程，在这个过程中可能会出现疾病相关的各种突发情况，正确判断和早期处理可以避免损害造成的严重后果，加重患者的功能障碍，加重护理者和家庭的负担。所以，了解随访的意义和紧急状况的处理原则对患者及其护理者至关重要。

（曹　蓉）